U0027709

一週12分鐘
高強度
科學健身
Body by Science

A Research Based Program for Strength Training, Body building,
and Complete Fitness in 12 Minutes a Week

翻轉健身模式，5 大項訓練×12 分鐘，
革命性的高效重訓計畫

Doug McGuff　John Little
道格・麥格夫、約翰・利特爾——著
陳莉淋——譯　王啟安——審訂

CONTENTS

本書獻給我的妻子溫蒂；我的兒子艾瑞克和我的女兒瑪德琳。你們是鼓勵我堅強與堅持下去的人。

—— 道格‧麥格夫

給我的妻子泰瑞；我們的女兒泰勒和我們的兒子萊利、布萊登與班傑明，你們使我瞭解時間是多麼寶貴，還有家是最值得花時間的地方。本書也獻給新學員，他們不僅珍惜自己的時間，還需要理由去證明時間使用的正當性，特別是在從事增進適能和維持健康這種重要活動的時候。

—— 約翰‧利特爾

推薦序

學海無涯，虛心求知，
尋找最合適自己的健身方法

　　近年來國內健身風氣愈來愈普及，大都市的街頭巷尾幾乎處處都有健身房的蹤跡，而健身房也成為許多人空閒時間的重要去處，讓上健身房運動這件事情儼然成為一個新的現代生活典範。

　　看到許多親朋好友甚至是長輩開始投身訓練，固然很令人開心。然而，在這個資訊爆炸的時代，我們每天都會接觸到唾手可得卻良莠不齊的健身相關資訊，使得許多健身初學者甚至資深玩家常常不知所措。此外，健身這個詞涵蓋的範圍其實相當廣泛，舉凡健力、健美、舉重、肌力體能、CrossFit 等項目都和健身有關，但彼此之間的差異卻又非常明顯；而同一項目裡面又有各種派別，可能互相呼應，也有可能互相衝突，往往讓人納悶究竟誰講的才對。

　　身處這個健身產業百家爭鳴的年代，實在非常幸運也非常危險。幸運的是我們隨時都能一窺各家論述，接觸到五花八門的想法；危險的是我們很可能由於博而不專造成見樹不見林，出現彼此各說各話甚至互相攻訐的狀況。其實只要稍微有點科學常識的人都知道，世界上根本就沒有所謂的真理。今天大家奉為圭臬的論述，很可能幾年之後就會顯得相當荒謬。既然如此，我們何不虛心求知，在這個摸著石頭過河的路上，盡量追求最理想、最合適的方法與論述呢？

　　要以系統性的方法建構知識，最好的方法莫過於讀書，而且要讀言之有物、論述嚴謹的好書。這幾年下來，我有幸參與多本健身相關書籍的翻譯與審訂工作，因此有機會細讀多本大作，讓我深深體會到學海無涯的震撼。不過，每本書的重點不同，有的側重訓練動作、有的專精營養、有的則針對課表安排；況且每本書的深度與易讀性也都不一樣，不一定適合所有人閱讀。

　　本書就是一本內容豐富且深入淺出的好書。作者以平穩又仔細的文字，將生理學、營養、訓練動作、體重控制、課表安排等主題呈現得恰到好處。書中有些觀念也許和有些人的想法有出入，甚至與我所學和所經歷的有衝突，但這正是我們虛心求知的好機會，看看作者如何透過紮實的理論基礎和豐富的實務經驗而寫出這麼一本寶貴的知識結晶。當然，我們也必須感謝譯者完整且通順的翻譯，讓我們能用最熟悉的語言沉浸於知識之海。

　　不管您是健身初學者或專業人士，不管您具備多少的實務經驗和理論基礎，我都誠摯邀請您閱讀本書，相信能讓您獲益良多。

國立台灣大學外國語文學系兼任講師／怪獸 B 級肌力與體能教練
王啟安

作者序
你可以相信誰？

　　一般人該如何過濾今日關於健康、健身與運動的過多資訊，以找出有效知識的真實數據呢？畢竟，這些領域充斥著各種權威專家、民間傳說，甚至是完全謊言。你怎麼知道誰可以信任呢？以下列舉出會造成錯誤認知的原因，與找尋真相的思維方式。

盲目相信見證者

　　人們在這方面最常犯的錯誤就是相信其他人。例如：一位見證者，無論來自你的朋友或電視購物台，對於找到一個正確真相來說都是一個糟糕的準則。

　　一個典型的例子是，一位流行健身雜誌的作家的經驗，他寫過一篇關於「奇蹟營養補充品」的有趣文章。在那篇文章底下，他要求雜誌的美編部門設計一個約郵票大小的穿孔正方形，旁邊印上：「為了使肌肉獲得最佳的增長，剪下這張紙然後泡在一杯水中過夜。它含有特殊的胺基酸混合物，會在浸泡數小時後釋放出來。

　　隔天早上取出這張紙並放置在你的舌頭上讓胺基酸進入你的身體。」他原本只想開個玩笑，只是為了填補最後一分鐘被抽掉的一則廣告的空白處。然而很多讀者看不出他的意圖，因為在雜誌上架後的幾天內，出版者不斷收到希望提供「神奇紙張」的請求。

許多讀者真心相信按照指示所說的把那張紙放在舌頭上會使他們的肌肉更大更強壯。這種反應就是安慰劑效應的特色，顯示出暗示的力量，可以促使人們購買各種東西。如果你的朋友或親戚剛好有相信「奇蹟營養補充品」的人，那麼他或她很可能有告訴過你這個產品是多麼的「棒」，而你如果相信所謂的見證者，很可能也曾經嘗試過。

上述情況是個無意的騙局，但是許多廣告中見證者的可信度，無論是治療關節炎的手環還是減重產品，就值得懷疑了。舉例來說，許多瘦身產品廣告內的使用前後照片是假的；「使用前」的圖片其實通常是比較後面才拍攝的，廣告上的模特兒在拍攝「使用前」的照片前會被要求先增重。其他時候，名人認可的健身產品會有見證者，但他們是販售該產品的公司花錢找來的，而名人認可該產品是因為那只是「演戲」，並非真的親身體驗了它的效用。

統計變異

統計變異以及人們傾向過度類化，造成錯誤的判斷。通常在健身世界中，如果某人顯現出優於平均的身體特徵或能力就會被假定為正統權威。只因為外觀就授予某人權威名號的問題在於，一個人有如此優於平均的身體特徵與能力，可能只是統計學上的變異所導致的結果。舉例而言，如果你瞭望樹冠，你很可能會注意到一兩棵樹高於其他的樹，而人類的天性就是會注意到特別突出的事物。

道理幾乎一樣，我們會注意到擁有卓越身體能力的個體，而當我們注意到時，就很可能將這些人認定為權威。

更糟糕的是，許多碰巧擁有這種出眾身體能力的人經常也誤認自己是權威的來源，他們把其實是隨機發生在自己身上的天賦歸功於自己的努力。換句話說，人們在理智上就已經準備好忽略統計變異在權威屬性中扮演的角色。

在樹冠當中，隨機的統計變異會使一些樹較為突出。相似的現象也會讓某些人展現出優秀的身體能力和表現，而大部的人則沒有。

在一些書中已經詳細探討過，人類在面對統計稀有情況時會出現誤用認知類化能力的傾向，如：《隨機的致富陷阱：解開生活中的機率之謎》與《黑天鵝效應》，兩書作者皆為納西姆・尼古拉斯・塔勒布。

根據塔勒布的說法，「黑天鵝」是一種發生在自然界中罕見且隨機的變異，會立刻捕捉人們的目光，如同一棵高大的樹突出樹冠一樣。人們接著試圖建構一個合理的解釋以證明其存在。這種作法源自於古老的西方信仰，即所有的天鵝都是白色的，因為沒有人曾經看過黑色的天鵝。十七世紀澳洲發現一隻黑天鵝時，人們就用這個名詞比喻某件曾被認為不可能，但後來發現實際存在的事情。

這種統計變異的概念不僅可以應用在身體特性，舉凡運動能力、肌肉大小或身高，也適用於商業界的現象。塔勒布引用 Google 的巨大成功做為黑天鵝在商業界中的例子。

人們看見如此成功的企業時，他們會不由自主地疑惑「它是怎麼辦到的？」而這間企業的創始人自然某種程度上會相信自己擁有實現這個驚人里程碑的機制。在某些情況下，創始人會努力向任何願意付費的人解釋自己的方法。問題在於幾乎所有的成功都是基於一個巨大的統計變異，其實不一定有任何直接的因果關係。

因此幾乎在各個領域我們都可以找到提供相反意見的「專家」，包括健康與健身領域。本質上，其實你找到的只是兩棵高於樹冠的樹木，它們生長到如此令人印象深刻的高度並非因為它們做了或沒做什麼，而是因為統計變異給予了它們這種優勢。

事實上，這兩個與眾不同的人可能做了完全不同的事，但是因為他們天生就擁有在該領域成功的特質，所以他們也容易犯下相同的思考認知錯誤，即「是我做了什麼才導致這一切的發生」，而這兩個人所採取的作法截然不同。

這種情況不一定代表欺騙了大眾；這只是人類認知過程的一種常見錯誤，因為這個過程原本就是根據觀察到的資料，來進行歸納與推論。大多時候我們可以用這種方法來尋找什麼方法有用，但是最正確的應用方法會出現在普通人上，而非只出現在那些金字塔尖端的人。

雖然很弔詭，但你必須謹記在心的是，如果你真心追求真相，那麼你必須找出什麼對大多數人有效，而不是只看那些基因卓越的人。科學研究試圖提出解釋時，如果該研究恰巧包含了一個以上這些基因特殊的個案，那麼最後的發現可能會造成誤解。這裡就為我們引出了標準差的概念。

標準差的誤用

標準差的定義為，平均值的平方根除以該平均值的變化程度。因

13

此，由一個平均的鐘形曲線來看，平均值向左或向右的一個標準差佔總樣本數的 85％。如果偏離平均值兩個標準差，就佔總樣本數的 95％。在鐘形曲線的兩端，則是 2.5％，也就是說，有 2.5％的樣本會高於平均值兩個標準差，而另外 2.5％則是低於平均值兩個標準差。

大部分研究的統計是根據高斯鐘形曲線與貝氏分析。因此，樣本若需考量極端值，就會產生問題。例如：在一個如何訓練以增進棒球技能的研究中，受試者包含了職業棒球選手；或者是在曲棍球的相似研究中包括了曲棍球職業運動員就會完全扭曲最後的結果。

拿他們的能力與平均棒球或曲棍球球員相比，會算出這些人與平均值之間大約相距十七個標準差。如果研究人員不小心將其中一人包含在一組統計數據中，那麼計算出的平均值將會比該有的數值往右側偏移三或四個標準差。

因此，在健身與增肌的世界中，例行性地閱讀介紹特定「冠軍」訓練計畫的詳細文章，那些建議其實對於一般的訓練者來說毫無幫助。

使事情更複雜的是，在健康與健身產業中不乏瞭解這些事實的人，他們利用這個機會故意欺騙他人和從中獲利。銷售人員會讓人們相信，自己的訓練成果將與鐘形曲線右側的人一樣好。這時候，銷售人員會宣稱：「這位冠軍擁有而你沒有的關鍵就是這個產品。」

因果關係的不當連結

你可能聽過以下的建議：「你想擁有游泳者的細長肌肉嗎？那麼游泳吧！不要做重訓，因為你會看起來像個健美選手！」無論何時都可以聽到這種說法，雖然越來越多人這樣講，但它是錯的。這也是因為人腦的運作方式，產生的誤解。人們看到一群游泳高手，並且觀察到某種外觀，或者他們看見一群專業的健美選手，然後觀察到另一種外觀，從而做出看似合理的假設，就是這些運動員從事的訓練造就了他們的外觀。但是這種假設是錯誤應用觀察到的統計數字。

如果你曾參加過全國性游泳比賽，並觀看一整天的賽事，從最初的資格賽到最終決賽，你會發現這些「游泳者的體型」越來越相近。這就說明了並非游泳造就這種「類型」的身體，而是一種特定的體型最符合游泳這個活動的需要。換句話說，在選擇性的競賽壓力之下，基因才是決定一切的因素；而競賽可以說只是加速演化。

游泳比賽從資格賽開始。在發令槍響前，仔細觀察站在跳水台上的參賽者，你將看到各式各樣的體型。到了八強賽，參賽者的體型開始彼此相似；到了四強賽，參賽者則看起來會非常相似；最後冠軍賽時，站在出發台上的參賽者看起來就像是對方的複製人一樣。原因呢？一種自我選擇的過程：加速演化。

然而，我們大部分人只觀看了最終決賽，然後看見一組以體型來說幾乎相同的人在同一個活動中競爭，然後我們就推斷這項特定的活動會造成這種體型。如此一來，我們其實得出一個無效的結論，因為我們沒有看到更多的樣本，即我們也應考量其他所有參賽者的體型。

因此，你會聽到人們說你「應該報名皮拉提斯課程，這樣你才能擁有舞者的身體」，或你「應該報名舞動有氧課程，這樣你才能擁有舞者的身體」，或是你「應該去游泳，因為你想擁有修長的精瘦肌肉，而不是肥大的肌肉」。

這種方法的原因是錯誤應用觀察和錯誤假設因果關係：不是該活動造就某種體型；而是那種體型在該活動上可以表現良好。因此，如果一個人期望擁有像游泳冠軍般的體型，最好的辦法是與那個游泳冠軍擁有相同的父母，而不是使用這位冠軍的訓練方法。

將祖先傳奇化

在人類演化的歷史中，健康與正常的生理功能始終與維持合成代謝和分解代謝之間適當平衡的活動有關。對人類的祖先而言，分解代謝的狀態在需要極大力量的活動時產生，像是搬動巨石、修建圍欄、狩獵與採集。值得一提的是，從基因的優勢地位來看，可以將人體比喻為把基因延續到未來的租賃車。

基因在意的只有你活得夠久，足以生育和養育孩子，而這些孩子又代表另一輛租賃車，將人類的基因延續下去。一旦基因傳遞給更年輕、新鮮的身體後，你的基因就比較不在乎身體及健康與適能狀態了。以運動而言，能夠刺激最佳健康狀態的產生以傳遞基因的最少運動量，取決於你的基因組以及它對運動的反應。

雖然我們可能認為祖先遠比我們活動力更佳，而且是一群攝取「天然」食物的人，因此比二十一世紀的人類更健康。然而，事實是我們祖先的預期壽命不過只有四十七歲，在二十一世紀初期只不過就是中年而以。[1]

預期壽命較短很大一部分可以歸咎於疾病、受傷與周產期死亡率，但是很大程度上也可以歸因於祖先必須為了尋找食物所增加的活動量，會破壞分解代謝與合成代謝之間的微妙平衡。祖先的確遠比今天的我們更加活躍，但是他們大多在四十出頭時，身體就因為骨關節炎和其他磨損而出問題。[2]

因此，就健康與適能而論，不應拿從前作為現代期望的標準。沒錯，演化的歷史決定了適合今天人類的活動程度，但是我們也必須承認，我們和祖先不一樣，我們現在擁有刺激最佳健康和增強適能。將身體活動強度提升的必要知識，而且不必遭遇與我們祖先相同的苦難。我們現在知道如何應用正確的運動種類，以實現分解代謝和合成代謝狀態的平衡，這是一種可以增強我們的適能，又不會損害健康的活動類型。

醫生的盲點

關於應該從事哪種運動計畫才能更加健康，「尋求醫生的建議」是一種常見的做法，這對大部分人來說似乎很符合邏輯。然而，詢問醫生關於從事哪種活動可以讓自己更健康時，會產生一個必須面對的問題。醫生的專長與病理學等相關領域，對應醫生專長的這些人位於健康鐘形曲線的左側，這就是為什麼許多醫生不明白一般人的平均身體狀況。醫生每天面對的都是不健康的人，所以要準確評估運動、適能和健康之間的關聯可能有困難。

醫學的本質就是關注距離平均值最左邊的地方，即左側 2.5％ 的區域，所以一般的醫生沒有與其他 97.5％ 的人互動的經驗，因此關於健康與適能之間的關聯，他們並不是評估無病人口的最佳選擇。

對研究保持謹慎態度

所以，如果朋友、親戚、醫生、冠軍和熱門出版物都不能盡信，那麼我們可以在哪裡找到答案呢？大家可能很想回答：「科學」。然而，即使是科學領域，我們還是必須仔細閱讀已發表的研究，因為不是所有的研究都認真試著找出真相，而且有些研究方法並不恰當。例如：我們永遠不應該粗略看完一篇研究，或只讀它的摘要與結論，因為那是一個人很常被誤導的原因。

摘要與結論可能會包含極端值的統計數字。這種情況經常發生在醫學文獻中，而製藥公司會利用這種情況，來宣傳扭曲的統計數據所得出的結論。閱讀文獻及數據收集的方法非常重要。如此一來，我們可能會發現真實的數據不一定支持該研究的結論。

本書在引用研究時，努力淘汰無效的研究，排除了包含異類受試者的研究，選取普遍適用於大部分潛在讀者的研究。我們對於要選取哪些研究並沒有先入為主的想法，但是我們至少知道在一個有效的研究中我們想找到什麼。

尋找答案所採取的研究方法一定要有效：這些研究應該是隨機的，而且要盡量使用雙盲試驗，才能盡量避免有安慰劑效應，這些標準是有效研究的指標。公開研究贊助者則是另一個考量。假設一間製藥公司或營養補充品公司贊助一項研究，那麼任何源於此研究的數據都是可疑的，更不用說是它的結論了。

透過實際檢視包含在這些真實研究中的數據，我們更能夠確定研究的結論是否得到數據的支持，還有它們的結論對希望獲得健康、適能與長壽等有效資訊的一般人來說，意義為何。

定義健康、適能與運動

聽起來雖然很奇怪，但是**適能**是一種缺乏明確定義的詞。大多數人使用這個名詞時並不清楚知道意思。健身產業沒有提供定義，醫療界也沒有。一個人試圖獲得**健康**的有效定義時，也會有相同的問題。在準備撰寫此書時，為了找出一個明確的定義，我們參考了大量的科學文獻，包括許多醫學教科書。我們驚訝地發現健康與適能這兩個名稱雖然在醫學、健康照護和體能訓練等領域很常出現，卻從來沒有一個普遍認同的定義。道格檢查自己念書時期的教科書《基礎疾病病理學》時發現，那本書在病理的定義上相當明確，卻一次都沒有提及健康的定義。

分解代謝與合成代謝的平衡

人們通常將健康和適能視為兩個聯合在一起的概念。多數人認為一個人體適能提升，健康也會隨之進步。不幸的是，這兩個條件之間不存在直接的科學關聯。請注意，人體永遠不會是靜態的；它是一個動態的有機體，一直在分解（分解代謝）與累積（合成代謝）之間取得平衡。舉例來說，你的凝血功能就是這樣運作的。它不斷分解和累積血塊，維持血液黏度與凝結性之間的平衡，以確保血液流動順暢，同時堵住任何可能發生的出血，但是又不會過於激烈，以免造成動脈阻塞與傷害。在分解代謝與合成代謝的過程中，你身體酸鹼度的平衡、血液氣體、荷爾蒙濃度、電解質、液面和其他無數的複雜過程也會持續轉換和改變。生命在本質上就是仰賴分解代謝與合成代謝之間精準的平衡，而這種平衡決定了有機體的健康。

簡言之，這些狀態可以總結如下：

分解代謝：任何導致有機體分解的因素。
合成代謝：任何導致有機體生長與分化的因素。

回顧人類狩獵採集的時代，我們知道飢餓一直是個真正的威脅。在那個時代，分解代謝會佔主導地位。儘管有明顯的負面影響，但是卡路里限制和壽命延長的研究顯示，絕大多數的基因修復都會發生在分解代謝的狀態。這告訴我們分解狀態為健康的一個必要組成，而不是洪水猛獸。瞭解這一點後，我們必須將分解代謝和合成代謝的過程納入我們所創造的健康定義。健康意味著一個沒有疾病的狀態，因此定義也必須包含這個要素。因此，有鑑於健身和醫學界都缺乏對健康的有效定義，我們謹慎地提出以下解釋：

健康：一種沒有疾病或病變的生理狀態，同時維持分解代謝與合成代謝之間必要的生物平衡。

身體維持分解代謝和合成代謝狀態平衡的能力，就是適應調整的能力，讓我們得以生存。每一天，你的身體都必須面對多種挑戰，如接觸各種事物、肌肉消耗和病原體的存在。如果身體沒有成功適應這些挑戰，它就沒有能力生存。從這個角度來看，適能可以說是身體承受、恢復和適應環境威脅的能力。或者以另一種方式來敘述：

適能：生理上能夠應對挑戰的身體狀態，而那些挑戰超出正常活動的靜止閾值（resting threshold of activity）。

運動是什麼？

為了充分瞭解運動、適能和健康三者間的關係，必須清楚知道什麼是運動（與單純身體活動相比）。重要的差別在於運動是以目的為導向的活動，會刺激身體對自己的適能與健康狀況產生正面的調適。一般而言，身體活動雖然可能對一個人的健康與適能產生一定的適應作用，但是也可能破壞一個人的健康。因此，根據已知的事實，我們提出運動的定義如下：

運動：一種特定的活動，可以對生理適應性造成正面的刺激，以增進人體的適能與健康，同時又不會在提升適能的過程中破壞健康。

數千種活動普遍都被認為是運動，舉凡散步、跑步到健美體操、重量訓練和瑜伽都是。然而其中許多活動並不符合我們所定義的運動，不是因為它們在無法有效刺激有益於我們身體適能的機制和代謝適應，就是因為持續從事那些活動反而有害身體健康。

正是因為持續從事會傷害身體，所以我們必須將一些活動排除在運動之外，像是慢跑和跑步。這個決定可能會令一些人不滿，尤其是跑者，但事實就是選擇跑步作為運動的人正承受巨大的危險。研究顯示，平均每年有 60％ 的跑者受傷，而且每跑一百個小時就會發生一次跑步傷害[1]。

　　跑步造成的傷害通常在持續跑步十五到二十年間出現，例如：一名跑者從成年初期開始跑步，到了四十或五十歲時會發現他們每次爬樓梯，膝蓋都會疼痛；或者他們的手臂在舉高過頭這個動作上會出現困難，因為其肩關節處形成了骨刺；又或者他們因為慢性的下背痛而再也無法轉身或彎腰。這些都是漸漸形成的狀況，並非急性的結果，而且是活動與活動程度不適當所導致的後果，以致於慢性分解代謝的過程太頻繁，讓合成代謝無法進行。

　　在這方面，即使是被視為「溫和」的活動也可能變成有問題。舉例來說：如果一輩子都在打網球，即使網球拍並不重，但肩膀和手肘關節進行了數千次的旋轉，可能會造成骨關節炎。任何高反覆動作的活動都會帶來損耗的後果，身體復原和自我恢復的能力遲早會跟不上。如果經常從事這類活動，後果通常會更快顯現。

「健康」與「適能」的關聯性為何？

　　查閱科學文獻時，我們發現不僅缺少適能與健康的定義，更令人驚訝的是運動和健康之間的關聯非常小。

　　許多人認為運動員有在運動，所以很健康。然而，如果你全面檢視職業層級的運動，然後分析這些運動員的數據和健康狀況，你將會發現雖然他們的適能超越一般人的水準，但是他們達到這種適能程度的手段實際上可能損害他們的健康。大多數世界級的運動員都無法以增進自身健康的方式來達到世界級的水準，因為增進健康的方式不可能讓他們達到這種適能水準。尤其如果涉及的運動必須具有一定程度的身體表現，且該表現並非是我們人類自然演化的必要部分，情況更是如此。

一個經典的例子是尤奇達斯的故事，由著名希臘歷史學家普魯塔克講述，然後一代一代流傳下來。公元前四七九年希臘人在普拉塔亞戰役中擊敗波斯人之後，尤奇達斯跑到德爾菲然後回來：

> 普拉塔亞的尤奇達斯，他答應會盡快取回火苗，然後前往德爾菲。在那裡他淨化了自己的身體，撒上聖水並戴上月桂冠，從聖壇上取火，然後起身跑回普拉塔亞，大約在日落時分抵達，一天內跑了一百二十五哩。他擁抱了他的子民，把火苗交給他們，接著倒地，過了一會兒就死了。[2]

另一位與尤奇達斯同時代的傳奇人物是一位名叫費迪皮迪茲的長跑者，最初是由希臘歷史學家希羅多得所記載，[3] 由盧希安等羅馬歷史學家傳給後代。[4] 根據傳說，這位費迪皮迪茲在大約二十四小時內跑了超過一百四十五哩（從雅典到斯巴達），完全就是超耐力運動的表現。費迪皮迪茲在這項壯舉後又從馬拉松跑了二十六哩到雅典去宣布希臘得勝的消息。抵達雅典後，他宣布「勝利」或「開心吧！我們贏了！」不管怎樣，故事的結局與尤奇達斯相同：費迪皮迪茲接著倒在地上，當場死亡。

也難怪一位運動員的健康會因為這個活動受到如此嚴重的損害。根據希羅多得的描述，從雅典到斯巴達的第一段路程，費迪皮迪茲完成了相當於背靠背的超級馬拉松，總計跑了超過兩百公里。

更令人難以置信的是，人們沒有因為健康危險而放棄跑如此長程的想法，反而為了紀念費迪皮迪茲而舉辦「馬拉松比賽」，甚至還有國際斯巴達松賽跑，讓運動員跑完從雅典到斯巴達那段相同的一百四十七點二哩的路程。毫無意外，一些現在的健身領域極端主義者不是像希臘的那些長跑者一樣英年早逝（如作者兼慢跑大師吉姆‧菲克斯），就是罹患很多與長期健康和生存不相容的疾病。科學文獻中有大量數據說明長跑運動員相對於其他人更有可能罹患心血管疾病[4]、心房顫動[5]、癌症[6]、肝膽疾病[7]、肌肉損傷[8]、腎功能不良[9]、血管系統內的急性微血栓[10]、腦損傷[11]、脊椎退化[12]和生殖細胞癌[13]。

沒有意識到合成代謝與分解代謝間的關係，或是一味追求適能，都可能對健康造成決定性的的負面後果，但是大多數人仍然把適能與健康連在一起。許多人不把健康當作一種相對但相互關聯的微妙平衡過程，而是認為健康是一種永無止盡的廣泛連續過程。他們以為「更好的」健康程度可以不斷提升，而不是將健康想成沒有疾病。事實上，適能與健康並沒有附帶的關聯性；其中一項進步時，另一項不一定會隨之改善。

伴隨正確的運動方式，健康與適能其實在某種程度上可以並行。然而，僅僅進行運動卻可能產生適能程度提升，但健康衰退的生理狀況。背後的原因是為了適能嘗試驅動特定的新陳代謝適應水準，而導致合成代謝和分解代謝之間的不平衡。

演化讓我們成為必須消耗能量才能獲取能量的有機體。所以我們透過以工作為基礎的方式來獲取食物和住所，因而得以生存。如此一來，身體需要最低程度的活動，同時伴隨間歇性高強度的肌肉用力和強度。此時，分解代謝狀態和合成代謝狀態之間的平衡，使我們能夠獲取生存活動必需的營養。

快轉到我們今日的生活，食物不但沒有匱乏，反而過剩，加上科技省下相當多的勞力，讓我們無須花費大量精力去獲得這種營養。因此，我們健康受損的原因與耐力運動員面對的問題剛好相反；也就是很多人身體活動的強度低到分解代謝不會產生任何有意義的功能，所以沒有任何機制可以驅使健康或適能所需的生理適應。

有人認為身體活動本身可以促進健康，但是這個說法在本質上有瑕疵。可能發生的這種「健康」益處，只是因為目前的活動量遠低於基因藍圖的標準，因此即使是輕微的活動增加也會造成一些進步。將一個人的肌肉力量從久坐狀態提高到稍微接近我們物種的基因在數萬年前的編碼程度，絕對不是通往健康的最佳途徑。

相信適能和健康之間有著一致且線性的關係，就好像一個人站在沙灘上測量海水水位一樣。他在退潮時進行第一次測量。看見潮水回來時，他進行了第二次測量，然後注意到潮水在二十分鐘內上升了五吋。他又檢查了一次，然後發現變成三十分鐘內上升了十五吋。他因而推斷兩週內，整片大陸將沉在水下。

這和我們觀察到活動量增加，健康狀況會隨之輕微改善時所犯下的錯誤一樣。健康會改善沒有錯，但是只會提升到正常的生理基準線。從科學文獻的研究中我們可以明顯看到過度活躍的族群，像是極限耐力運動員，當他們透過將自己的身體活動拉到到極限以在自己的領域中精益求精時，他們通常採取的訓練方式，加上長期競爭的嚴酷賽季，都可能會導致他們健康的嚴重受損並縮短其壽命。

好消息是科學現在已經更加瞭解人類有機體的適應與恢復。有了這些知識後，我們知道有可能從事一種會產生超正常的適能程度，又不會損害健康，並且在許多方面能夠增進健康的運動形式。這種科學知識是根據量、強度和頻率等變項，經由理性地分析、瞭解與應用而獲得。這些發現應用在運動計畫上時，可以讓身體功能達到超正常的適能程度，同時達到健康的自然高峰。

追求長壽

隨著年紀增長，我們自然渴望活得更久。為了追求長壽，我們將生命與健康連結在一起，而健康又與適能連結在一起。所以打聽哪種運動、營養補充品，甚至哪種藥物可以幫助我們活得更久似乎再自然不過。不過我們應該瞭解長壽就如同適能，不一定與健康有關。它們可能有關，但重點是請記得健康終究與基因相關。從基因的角度來看，身體的目的只是作為攜帶它前往未來的工具。

回到人類採集狩獵的時期，健康對我們的生存至關重要，因為大多數時候讓我們倒下的是環境因素，諸如疾病、掠食者、分娩和創傷。那些都與一個人的適能程度無關。在人類智力和科技的應用後，長壽才成為一個議題，才有機會與健康並存。

我們活得愈久，新的問題也隨之產生，我們現在發現自己處在無法追蹤我們演化生物學的環境之中。密集的人口帶來一系列問題。我們在城市中共同生活，並且與許多人緊密接觸，瘟疫的迅速傳播變得更加容易。下水道的發明大大增加了人類的壽命，因為它直處理了廢棄物和疾病問題；地鐵和其他大眾運輸交通工具的發明，讓人們生活於更分散的環境中，因此減少了傳染病的風險。因此，在二十世紀初，改善人類預期壽命的主要原因並非醫學的進步；而是科技的發展塑造了我們的環境，使環境更適合我們演化的歷程。

簡單來說，讓人類存活率顯著提升的因素，不是藥物、運動或營養補充品，而是歸結為如何管控我們與傳染病之間的距離，再加上省去勞力的科技與其他方面的進步，使得我們的預期壽命遠遠高於上個世紀。在某種程度上，醫學的確有進步，但是就預期壽命來說，醫學的進展，相較科技與公共設施進步顯得遜色許多。科技與公共設施的進步對預期壽命的改善，是醫學無法比擬的。此外，正如我們所見，跑馬拉松或變得「超級健康」可能也都不是幫助我們長壽的答案。

檢視過去

人們很常會回想生命中的一段時光，通常是十八歲左右，那時身體較活躍也剛好處在適能與健康的巔峰，而他們相信是自己做了某些事情促進了適能、健康與幸福感。他們認為這之間有因果關係，但事實並非如此。他們忘記了在那段時期，他們每一年都會變得更加強壯，這一成長過程會持續到約二十五歲，可是這只是身體的自然現象。

不久的將來，功能性能力不僅可能會應用於七十和八十歲的人，甚至還需應用於一百二十甚至一百五十歲的人。如果真是如此，那麼我們會希望比當今的老年人享受更長期且更佳的適能與健康。但是除非我們學會結合一種運動形式，產生理想的適應效果又不會產生明顯的身體受損，否則我們的適能與健康絕對不會比現在的老年人更久，生活品質也會大受影響。最終，我們必須一起努力以學會如何區辨適能和健康，而且不要再執著我們可以忍受多少運動量，而是精準判定我們最少需要多少運動量，才能從運動培養正面的適能特性，由此增加人類改善健康與壽命的機會。

總體新陳代謝訓練

週五下午，兩位男性正在健身。一位在路邊慢跑。當他緩緩地向前時，車子在一旁呼嘯而過。他大汗淋漓且規律地呼吸。週一，他跑了四公里；週三，跑八公里；週五，跑了四公里；而週日則是跑了九公里。今天，如同以往，在慢跑前他做了十分鐘的暖身，包含各種伸展動作以預防在慢跑時拉傷，他希望今天能夠跑完八公里，一週累計達到二十五公里。此外，與週一和週三相同，是他做肌力訓練的日子，當他結束慢跑後，接著就要進行一小時的訓練。他正想著自己可能需要稍微放慢腳步，多花一點時間跑完五英哩，因為上次他跑較快時，脛前疼痛的舊傷有點復發，導致他太疲累而無法舒適地鍛鍊身體。跑完後他也必須做緩和運動，所以要多花十分鐘去走路和伸展。

今天要在接下來的三小時內完成所有運動，讓他感到有些壓力。他等會兒依舊必須淋浴、準時開車回家接他的家人，然後再開車到城市的另外一頭觀看女兒的舞蹈發表會。但是不管怎樣，健康第一。他決定打給太太，請她帶女兒去發表會，而他自己會盡量準時抵達。他知道自己應該準時出席女兒的發表會，但是他告訴自己只能盡量趕過去，來合理化自己愧疚的感覺。本週，他離開家人從事健康和適能活動的時間總計十二小時，而且還不包括開車時間。

另一個人則是在一間肌力訓練中心，他已經完成了一組腿部推蹬的最後一下。在這之前，他已經做完了其他兩個動作，分別是九十秒的機械坐姿推胸和三分鐘的滑輪下拉機，然後他希望這組腿部推蹬也是進行三分鐘。不過令他與教練驚訝的是，今天他的腿部推蹬花了四分鐘才達到正面力竭。因為他在不同動作中間都沒有休息，所以他今天實際的訓練時間為八分三十秒。訓練結束後，教練與他一同檢視他的圖表，顯示他的力量在滑輪下拉和胸部推舉上面提高了 20％，他的腿部力量提高了 30％，而他的腿部耐力則提升了 45％。他走出門要回去工作時，教練說：「做得很棒，七天後見！」本週，他離開家人從事健康和適能活動的時間總計為八分三十秒，不包括開車時間。

這兩種截然不同的場景，描繪出適能的樣貌的變化。愈來愈多人正在採取後者的方式，只是因為他們希望獲得完整的適能，而這種方式帶來所有的益處，又不會出現第一種模式的缺點，其中最大的缺點為無可避免的時間損失。但是每週僅僅運動八分三十秒不可能增進你的心血管系統，對嗎？

不，你當然可以。事實上，透過一週六分鐘甚至更少時間的訓練，你就可以顯著促進心血管系統和其他許多新陳代謝的要素。

高強度低頻率訓練，更有效率

二〇〇五年六月六日，CNN 報導了麥克馬斯特大學研究團隊的驚人發現，研究顯示「每週一次六分鐘單純、費力的運動與每天一小時的適度活動一樣有效。」[1]

這份研究發表於應用《生理學期刊》，顯示非常高強度的運動會帶來骨骼肌肉和耐力的獨特變化，這些變化以往被認為需要每週數小時的運動才能達到。該研究指出：

十六位健康民眾自願參與此實驗。八位受試者（包含兩名女性）分配到訓練組，並且在兩週衝刺訓練介入之前與之後進行運動表現測驗。其他八位男性則分配到控制組，並且在兩週無訓練介入之前與之後進行運動表現測驗。我們也從訓練組的受試者身上取得細針切片樣本以檢驗訓練所引發的靜止骨骼肌肉的潛在適應性變化。因為道德因素，我們沒有對控制組進行切片，因為其他研究顯示沒有進行衝刺訓練介入的控制組，在相隔數週的檢驗中，靜止肌肉代謝物濃度或粒線體酶的最大活動量皆沒有改變。所有受試者皆為麥克馬斯特大學學生，休閒時間都會參與活動，而且他們每週都有從事二到三次某些形式的運動（如：慢跑、騎腳踏車、有氧），但是都沒有接受任何的結構性訓練計畫。經過常規的醫學檢查之後，受試者都瞭解此實驗需要從事的程序及有關風險，而且都有簽署書面的知情同意書。這項實驗方案有取得麥克馬斯特大學與漢米爾頓健康科學研究倫理委員會的允許。[2]

這個計畫要求受試者進行四或七回三十秒的力竭性飛輪，接著進行四分鐘的恢復，總運動時間不是兩分鐘就是三分半鐘。這樣的運動每週三次，持續兩週，每週一共是六分鐘或十分半鐘的運動。研究結束時，受試者又被測驗了一次，結果發現「衝刺」組的耐力幾乎增加了100%（平均落從二十六分鐘提升到五十一分鐘），而控制組（這段期間仍有活動，如前所述的慢跑、騎腳踏車或有氧運動）則沒有改變。高強度訓練組別的肌肉在檸檬酸合成酶的濃度上也有顯著增加，該酶是身體組織利用氧氣的能力指標。

該期刊的同一期中，伴隨研究報告的評論提供了以下概述：

會參與休閒活動的大學生每次只運動二至四分鐘，兩週僅運動六次。這項研究的驚人發現在於，少量的極高強度運動訓練足以使高強度有氧運動的時間加倍（如從二十六到五十一分鐘）。雖然最大攝氧量沒有增加，但是活動的骨骼肌確實發生了有氧適應，這一點反映在粒線體酶檸檬酸合成酶的活性增加了 38％ 上面。

這項研究意義重大，因為首先它有記錄，此外，更重要的是它可作為一則科學界與社會的提醒。它是第一篇科學文件，證明非常高強度的衝刺訓練用在未訓練者身上，可以顯著增加有氧耐力，而且兩週共六次的運動總劑量所需的時間只有十五分鐘。如此一來，大大提醒了我們運動強度對刺激骨骼肌適應能力的作用，這些能力可以增進有氧耐力的表現並促進健康。換句話說，我們知道了衝刺間歇訓練（sprint interval training）是非常省時又划算的投資。

他們的發現，挑戰了有氧耐力表現只能透過有氧耐力訓練得到改善的概念。表面上，這個概念似乎符合邏輯，但是它其實在很久之前就在體育界及肌肉生化領域就已證明是錯誤的觀念。[3]

因為這項研究是在加拿大的麥克馬斯特大學進行，加拿大國家新聞網 CTV 找到其首席研究員馬丁·吉巴拉請他發表評論。吉巴拉告訴 CTV：「我們認為此發現令人感到震驚，因為研究顯示我們需要從事的運動總量低於以往的建議量。」[4]

　　儘管如此，健身界甚至是某部分的醫學界仍出現了大聲的抗議。畢竟，這些結果是從完全沒有進行專門有氧訓練的控制組所取得的。確實，如果進行類似的研究，將每週六分鐘的組別與從事更傳統有氧運動的小組進行比較，那麼後者將享有優勢。事實上，吉巴拉其同事又進行了另一項研究，測試和檢驗運動能力（肌肉耐力）以及運動後骨骼肌內分子和細胞適應能力的變化。該研究有兩組受試者，一組從事高強度運動，研究人員將此運動視為少量的衝刺間歇訓練，或稱為SIT 組；一組則從事傳統的耐力運動研究人員將此運動視為大量的耐力訓練，或稱為 ET 組。

　　這次，他們的研究同樣招募十六位受試者，平均年齡落在二十至二十二歲。所有受試者都以健身腳踏車進行測試，檢驗騎十八點六英哩（約三十公里）需要多長的時間。受試者接著由他們的最大攝氧量（VO2 max）被分為兩組，分別進行高強度、較低運動量或低強度、較高運動量的運動。第一組在健身腳踏車上從事高強度運動：高強度衝刺三十秒（他們最大攝氧量的 250％），之後是四分鐘的休息。這個過程會反覆進行三到四次，直到他們完成了總時間二至三分鐘的運動。第二組採取較傳統的方式，以中等強度（最大攝氧量的 65％）騎腳踏車九十到一百二十分鐘。兩組受試者皆被要求在一週不連續的三天之中騎腳踏車，也就是一週三次的運動，或是兩週內從事六次的運動。如此一來，高強度組別每週的實際訓練時間為六到九分鐘，而較高運動量的組別為四小時半到六小時；或者是兩週內高強度組別的總運動時間為十二到十八分鐘，而控制組（或低強度／高運動量）

則是九到十二個小時。兩週計畫結束後，兩組受試者再次接受一開始十八點六英哩的腳踏車測試。

　　儘管較傳統的耐力運動組別在從事運動上多花了 97.5％的時間，但是測試結果顯示兩組受試者的進步程度相當。請注意，多運動 97.5％的組別並未從中獲得同等的益處。事實上，他們完全沒有因為花了額外的運動時間而獲得額外的益處。即使就耐力益處方面，研究人員以肌肉切片檢體和先前的測試去確定受試者在兩週後適能程度的變化時，結果也顯示受試者肌肉吸收氧氣的速率也提升到相同的程度。研究者指出〕：

　　訓練前後取得的切片樣本顯示肌肉氧化能力提升的程度類似，這反映在細胞色素 c 氧化酶與 COX 亞基 II 和 IV 的蛋白質含量上（主效果，P 0.05），但是 COX II 和 IV 的 mRNAs 沒有改變。訓練引發的肌肉緩衝能力和肝醣含量在兩組受試者的提升程度也類似（主效果，P 0.05）……。

　　因此研究人員推斷：

　　鑒於訓練量上的巨大差異，這些資料顯示針對活躍的年輕男性，相較於耐力運動，衝刺間歇訓練是能夠引發骨骼肌肉與運動表現產生快速適應的省時策略。[5]

　　換句話說，每週為了增進健康與適能奉獻數小時，並不會得到額外的優勢。確實，每週從事超過六至九分鐘的訓練，並不會給身體帶來額外的生理優勢，包括耐力或心臟益處。由於參與運動一般來說會使身體付出可觀的代價，尤其是如跑步等活動，從健康與適能的角度來看，使自己增加遭受此類創傷風險根本毫無意義。這些研究的主要發現在於，就整體健康方面而言，一項每週需要六到九分鐘的訓練與每週需要四個半到六小時的訓練可以產生相同的肌肉酶，這種酶可預防第二型糖尿病。

由於愈來愈多人不健康，這一點意義重大。研究結束後，吉巴拉教授說：「我們知道會有益處，但是我們沒有料到會如此明顯。結果顯示短時間的高強度運動可以多麼有效。」[6]

另外，身體對於機械訓練相當單純，你的心臟和肺臟無法區辨你是在健身腳踏車還是腿部推蹬機上激烈訓練三十秒，它們只知道自己有義務滿足能量的需求。四次三十秒的高強度肌肉用力就是四次三十秒的高強度肌肉用力，無論全都集中在下半身，如從事健身腳踏車，或是上半身和下半身皆出力，如阻力訓練。無論是哪種情況，肌肉的機械式運作，都是啟動人體細胞內有氧與其他新陳代謝機關的萬能鑰匙。

在這些指標性的研究發表後不久，我們聯絡馬丁·吉巴拉，向他詢問他認為健身過程中的哪個觸發點會開始出現這些正面適應性的刺激：是第一次的三十秒運動之後，還是第二次，依此類推；以及如果健身頻率更少，如每週一次，是否仍然可以產生相同的益處。他表示產生適應性所需的最小刺激甚至可能比研究中所設定的刺激還少。

儘管存在這些事實，許多人還是不敢相信。花費這麼少的時間，約為傳統健身 2% 的時間，怎麼可能跟更傳統的健身運動產生相同的有氧效果呢？答案很簡單，關鍵在於高強度的肌肉用力。

心血管連續光譜

　　心血管運動通常被稱為有氧運動。肯尼斯・庫柏醫生以《有氧運動》這本書向世人介紹了有氧運動的概念，後續他又寫了一本名為《新有氧運動》的書籍。在那本書中，他敘述了兩個人去位於德州的機構找他進行個人的適能評估。兩位客戶皆遵從他的處方，每週跑步五次，每次兩英哩（約三公里），他預期兩個人會發生相似的變化。不過他很驚訝地發現一人的身體狀況變得良好，但另一人卻沒有。他很納悶為什麼會有差異：

　　我感到困惑，於是我問了另一個問題：「兩英哩你跑多快？」
　　第一位說他的平均跑步時間介於十三分半到十四分鐘之間，
　　而第二位則花了超過二十分鐘。一位是賽跑者，而另一位是
　　慢跑者。很明顯，我需要考慮距離以外的一個因素：時間。[7]
　　庫柏接著推斷：「如果你更努力運動，你就會達到更好的訓練
效果。」[8]

　　事實證明，庫柏陷在一個廣闊連續光譜的中間地帶，並且未曾退到夠遠的地方，因此無法理解全貌和他觀察到的案例所代表的全部意義。他說兩英哩跑十四分鐘相較於跑二十二分鐘的人產生了更好的適能結果，是因為肌肉被「訓練的程度」更高，以及前者的肌肉比起後者需要能量系統更多的支持所導致。

然而，肌肉更努力運作，並且還加上較短的活動持續時間才能帶來較好的進步，而非活動本身。例如：與進行三十分鐘才能跑完兩英哩相比，二十分鐘就跑完會是一種更好的心血管刺激。在光譜的另一端，因為完全相同的原因，一項運動你只花六十到九十秒的時間，可以對心血管產生更好的刺激：肌肉以及支持肌肉運作的能量系統都更努力運作。

　　進一步說明，假設你能夠持續腿部推蹬運動十四分鐘，然後停止，停止的原因並非由於你耗盡了腿部的肌纖維與儲存的能量，只是因為預設的時間為十四分鐘。這樣你就可以想像，實際上這項運動提供的刺激相對於你的潛力而言根本微不足道，不僅是對肌肉，對能量系統也是。

　　如果運動強度太低，給身體的刺激就不會太多。另一方面，如果強度過高，像是快跑，將增加提供正面適應能力的刺激，但是也會明顯增加造成傷害的機會，如此一來將破壞你的健康。這裡傳達出一個核心訊息：帶來使身體產生適應能力的刺激，是積極徵召和暫時削弱肌纖維。如果你能夠在固定的時間範圍內徵召、疲勞和削弱肌纖維，那麼你將可以積極徵召所有不同類型的肌纖維，因而得到最大的機械與代謝作用去產生適應能力。如果運動適當進行，也就是符合肌肉與關節的功能，你就可以用一種沒有額外風險的方式去達成上述目標，比如過度用力和過度磨損關節，這些對於刺激的傳遞是完全不必要的，可以嘗試去避免。

　　為了瞭解為什麼這麼多人相信只有穩定狀態、低強度的活動可以產生有氧適應並且對人體的心血管系統有益，有必要回顧這種信念是如何產生的。這算是一種相當晚近的現象，和整個冠狀動脈疾病和問題的領域一樣。

對心臟的理解

威廉・哈維是一名英國的醫師，他被譽為第一位正確詳細描述血液經由心臟、動脈與靜脈循環全身的人。雖然一位西班牙醫生 ── 米格爾・塞爾維特在哈維出生前四分之一個世紀就發現了血液循環，但是除了他的三份手稿《基督教主義恢復》存有副本外，其餘的都被銷毀了，血液循環的秘密也因此消失，直到哈維在近一世紀之後才再度發現。

雖然哈維發現了心臟循環血液經過動脈與靜脈的確切方式，但是心臟病這一詞直到三百年後的一九一二年才被描述為一種臨床的疾病。不久之後，世界各地的醫師都開始意識到它的存在。回顧自己早年的執業時，一位二十世紀中期的傑出心臟科醫師 ── 保羅・杜德力・懷特提到一九二〇年之前，心臟病發與其他冠狀動脈粥樣硬化的症狀相對來說較不常見。在他最早的病歷紀錄中查閱有關心臟病的明顯跡象時，沒有發現它們的蹤影。

從這堂簡短的歷史課中，我們知道心臟如何運作和血液如何循環的確切機制，在人類歷史中是相對近代才發展出來的，而如何增進心血管表現又更新了。人們在推測心血管系統如何運作上面走走停停了多次。塞爾維特生活在一五一一年至一五三三年，他的結論是來自於伊本・納菲斯的成果，而納菲斯的生活年份是一二一三年至一二八八年。蓋倫是一位希臘醫師和作家，生於公元一二九年，據說擁有先進的理論，比起伊本・納菲斯早了一千多年。同樣地，在適當運動以刺激人體心血管系統的進步上面，也出現過類似的走走停停以及錯誤。

一九六〇年代中期，肯尼斯・庫柏首次提出特定適應性運動反應關係局限於有氧系統，並且獲得了大眾的接受。然而，雖然庫柏發表了一些心血管適能的重要發現，以及可以成功測量這種適能的方法，但是他卻陷入了我們目前已知為一個更廣闊的連續光譜的中間地帶。此外，他的運動處方創造出一種情況，就是有人為了增進有氧系統，而嚴重損害了健康的其他部分。與其說他將來會被認為是「美國人心臟的救星」，他更有可能被視為「美國人膝蓋的摧毀者」。

庫柏藉由嘗試產生一種專屬於有氧代謝系統的運動形式，開始將有氧運動這一概念作為心血管的同義詞。他相信這樣做可以產生健康益處，且這些益處會轉移至心血管系統，在很大程度上他是正確的。許多研究證實了他的假設，結果是很快地大家的腦海中都深深印入了「有氧的」等於「有氧運動」，而有氧運動又等同「心血管訓練」。隨著時間的推移，這種信念現在已經發展成任何活動，只要低強度且狀態穩定就會被稱為有氧運動，比方走路、慢跑、游泳、腳踏車等。

有氧運動一詞其實是他創造出來的。這個字沒有正式的定義，只是一個庫柏用來對他獨特的訓練方式進行分類的名詞。相反地，有氧的是一個擁有正式定義的字；它是一個形容詞，用來描述一個特別的新陳代謝路徑與方式，如字面上的意思：「伴隨著氧氣。」有氧路徑是完整新陳代謝的一部分，但是許多運動的人遺忘了其他新陳代謝方式，它們一起運作確保細胞的整體健康，細胞進而集體運作去支持和維持該有機體的健康。庫柏錯誤地相信，有氧是新陳代謝最重要的部分，而且比起有助於人體功能運作和健康的完整新陳代謝途徑更為重要。他認為此新陳代謝的一小段可以也應該被單獨隔離出來和訓練，但他在這方面的信念已經被證明是沒有根據的。

　　第一個問題是有氧新陳代謝路徑可以從其餘新陳代謝方式中孤立出來。其實新陳代謝是一個無法打斷的整體，本質上是環環相扣的。有氧生理機制是由丙酮酸基質提供燃料，而丙酮酸基質只能經由無氧路徑產生。即使在這個最基礎的層面，庫柏認定屬於新陳代謝中互相對立的元素其實相互關連，也已不證自明。

有氧運動的運作機制

　　圖 2.1 描繪一個人體細胞。細胞的外部充滿著稱為細胞質液的液體。細胞裡面則是稱作粒線體的小細胞器。只要看這張圖片以及代謝過程的本質，你就會發現絕對不可能只有專門掌管心血管系統的細胞內發生新陳代謝作用。

　　事實上，整個細胞都與心血管系統相連，而你可以提高整體新陳代謝的程度，就是心血管系統受益的程度。受益的過程不一定是心血管系統內的任何直接結構變化，而是從心血管系統支持的細胞內發生的代謝適應中受益。以下有關新陳代謝的事實將有助於闡明這個過程。

　　能量首先以葡萄糖的形式進入細胞。人體產生葡萄糖的首選營養素為碳水化合物，但是如果攝入的碳水化合物不足，它也可以從有機物質中生成自己的葡萄糖。葡萄糖進入細胞後，會在無氧狀態下於細胞質液的部分被代謝，經過一連串約二十個左右的化學反應，最後變成一種稱為丙酮酸的化學物質，這就是所謂「無氧」代謝的例子。丙酮酸接著移動到粒線體內，在那裡透過克氏循環和呼吸鏈的複雜過程代謝。這個過程將丙酮酸轉變成一共三十六個分子的三磷酸腺苷，稱作「有氧」代謝。

雖然克氏循環／呼吸鏈可以產生大量三磷酸腺苷形式的能量，但是這些路徑循環速度較為緩慢。相比之下，在糖解作用中，葡萄糖是於細胞質液形成丙酮酸，並且只有產生兩分子的三磷酸腺苷，但與克氏循環／呼吸鏈相比，糖解循環非常快速。因此，在生死攸關或極度用力的情況下，如果你的體能狀態良好，你就能用更快的速度進行糖解循環，長時間供應運作中的肌肉所需的能量。

因為你製作丙酮酸的速度快於有氧循環使用的速度，所以丙酮酸會開始堆積，然後被乳酸脫氫酶轉變成一種稱為乳酸的物質。但如果此狀態一直持續，你的肌肉就會產生乳酸中毒或乳酸灼傷。

只有盡快經由無氧運動推動糖解過程的循環，你才能以夠快的速度產生丙酮酸，來使克氏循環盡快啟動。假如你選擇進行低強度訓練，那麼你將無法盡全力地推動有氧循環。然而，從高強度的肌肉活動中恢復時，乳酸會開始堆積。細胞處理這些乳酸的方式為將其轉變回丙酮酸，而這是能夠放回粒線體中的化學形式，在粒線體中丙酮酸接著會經過有氧代謝。在高強度運動的「恢復期」，你的有氧系統會獲得與傳統穩定「有氧」運動相當甚至更高的刺激。

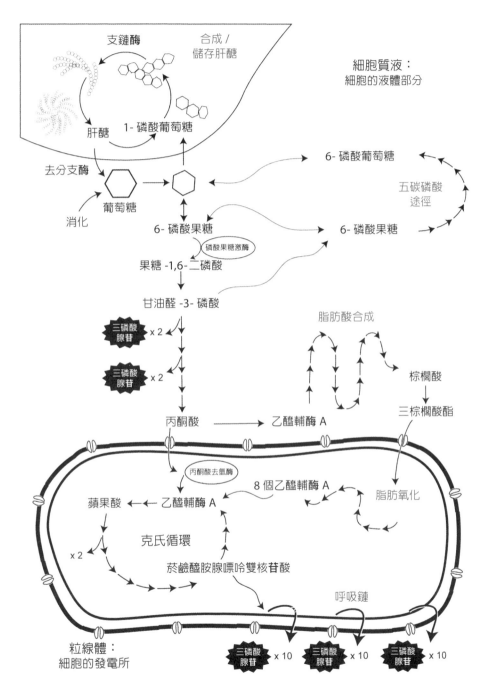

圖 2.1 這張人體細胞概述圖，顯示適當運動和心
血管系統的完整作用的新陳代謝全貌。

儘管許多人開始認為乳酸堆積代表有氧代謝途徑較差，不過糖解途徑製造丙酮酸的速度總是比克氏循環利用的速度快。丙酮酸去氫酶，將丙酮酸帶入粒線體經由克氏循環進行反應，是所謂的「限速酶」，表示它反應的速度是固定的。因此，它無法經由訓練來提升速度，所以無論你有氧能力再好，它一定會比循環中的其他代謝步驟慢。因此，只要肌肉夠用力，你就一定會產生乳酸，乳酸並非必須避免的壞東西。

此外，如果你曾接受適當的訓練，其實你可以充分利用產生的乳酸。如果你想增進你的有氧能力，就必須知道你的有氧系統在從乳酸中毒的狀態中恢復時會有最佳的表現。從事高強度訓練後，新陳代謝會透過有氧代謝，試著減少系統內的丙酮酸濃度。

此外，也必須瞭解由於肌肉是有氧系統服務的基本機械系統，所以隨著肌力提高，必要的支持系統也必須進步。這就解釋了為什麼許多中老年人在遭逢肌肉流失時會注意到自己嚴重缺乏力量和耐力，因為只要一塊肌肉的質量和力量減少，它所有的代謝系統也會隨著退化。這個現象會帶來負面的健康後果。

柯氏循環

如果我們的肌肉在高強度運動或緊急狀況需要能量時，大部分使用的三磷酸腺苷都將源自糖解作用的快速循環。發生這種情況時，乳酸會迅速堆積，但可能還有後續。過程中形成的乳酸迅速從肌肉擴散到血液中，再運送到肝臟。

在肝臟中，乳酸被轉換回丙酮酸，接著透過糖質新生再轉變成葡萄糖。由此形成的葡萄糖接著經由肝臟內的中央靜脈運送出去，讓工作中的肌肉再次利用；或者，如果肌肉已經停止出力，葡萄糖會被儲存為肝醣，屬於葡萄糖分子的一個聚合物或「鏈」，這個過程被稱為「柯氏循環」。

柯氏循環的酶與輸送者很容易可以透過適當的高強度運動訓練，而且在人類的存活上扮演重要的角色，是戰鬥或逃跑反應的一個重要組成。上述過程的生存與功能益處絕對遠遠比單純的有氧大，然而，幾乎沒有人曾經聽過柯氏循環。

波爾氏效應

任何去過高海拔地區的人一定有注意到，在高海拔的地方即使只是出最少的力量都會導致呼吸急促。不過，在這種環境幾天後，呼吸將變得較容易。多數人認為在這種情況下他們的呼吸得到改善，因為他們肺部的氧氣吸收增加了，但感覺呼吸變容易的真正原因，是他們的氧氣吸收變差。

原因是氧氣從肺部擴散到血液中時，是由血紅素分子運送。血紅素對氧氣具有高結合度，因此可以運送到任何需要氧氣的組織中。問題在於抵達組織後，血紅素會不願意放棄它攜帶的氧氣。然而，你的身體會進行調適，以犧牲肺部氧氣攝入量的方式去降低血紅素對氧的結合度，讓你更能把氧氣運送到組織中，這個過程就是波爾效應。

你從事強度足夠的運動而產生乳酸後，產生的氫離子會釋放到血液中並作用於血紅素分子去改變它們的形狀，從而使它們對氧氣的結合度降低，提高了運送到組織的氧氣濃度。如果你反覆從事強度足夠的訓練，結果是你會合成一種稱為 2,3- 二磷酸甘油酸的化學物質，它會發揮如波爾氏效應的作用，而且長期有效。在高海拔地區的人們以及以接受高強度反覆訓練的運動員，身上 2,3- 二磷酸甘油酸合成的量較高，因為他們的氧氣運送需求超過瞬間運送的能力。這是只有高強度訓練才能產生的另一項代謝適應，而且它對我們的生存與身體功能至關重要。

脂肪酸的代謝

多餘的能量會以三酸甘油酯的形式儲存於人體中的脂肪細胞內。處在壓力下需要能量時，例如肌肉劇烈運動或遇到緊急情況的時候，腎上腺素與升糖素會透過活化一種稱作荷爾蒙敏感性脂解酶的酵素去刺激三酸甘油酯的動員。圖 2.2 顯示荷爾蒙敏感性脂解酶釋放脂肪酸到血液的過程，脂肪酸在那裡會與稱為白蛋白的蛋白質結合。白蛋白會將這些脂肪酸運送至肌肉，經歷 β - 氧化而形成三十五個三磷酸腺苷分子。

此外，作為此過程中間步驟的甘油也可以轉移到肝臟並轉換成葡萄糖，接著透過一個過程去進一步的氧化，如此一來將產出九十六個三磷酸腺苷分子，相當驚人。這是新陳代謝只能靠高強度訓練才能發展出的另一個方面，而它也對我們的生存與身體功能極為重要。這樣應該可以永久打破高強度訓練不會「燃燒脂肪」的迷思。

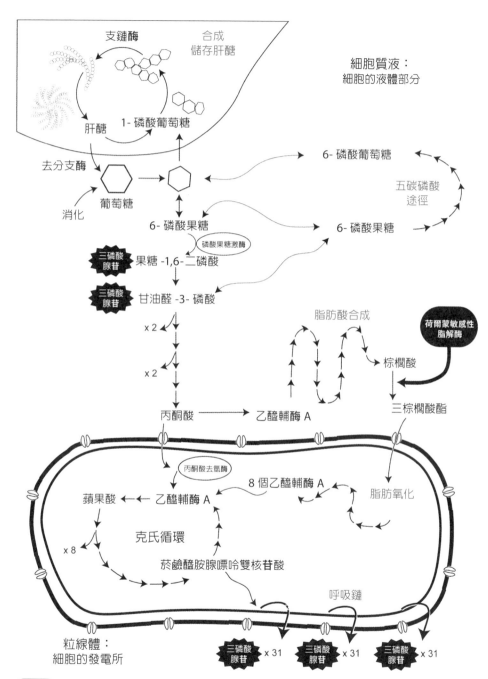

細胞質液：
細胞的液體部分

支鏈酶

合成
儲存肝醣

1- 磷酸葡萄糖

肝醣

去分支酶

葡萄糖

消化

6- 磷酸葡萄糖

五碳磷酸
途徑

6- 磷酸果糖

磷酸果糖激酶

6- 磷酸果糖

三磷酸
腺苷   果糖 -1,6- 二磷酸

三磷酸
腺苷   甘油醛 -3- 磷酸

脂肪酸合成

荷爾蒙敏感性
脂解酶

棕櫚酸

× 2

× 2

三棕櫚酸酯

丙酮酸 ⟶ 乙醯輔酶 A

脂肪氧化

丙酮酸去氫酶

蘋果酸 ← 乙醯輔酶 A

8 個乙醯輔酶 A

克氏循環

菸鹼醯胺腺嘌呤雙核苷酸

× 8

呼吸鏈

粒線體：
細胞的發電所

三磷酸
腺苷 × 31   三磷酸
腺苷 × 31   三磷酸
腺苷 × 31

圖2.2 在高強度運動下，梯瀑式放大會透過去分支酶來活化肝醣的分解。釋出的
葡萄糖在粒線體內經過糖解和有氧代謝等過程而產生能量。另一次梯瀑式
放大會作用於荷爾蒙敏感性脂解酶，釋放脂肪以在粒線體內產生能量。

肝醣分解

　　高強度運動也會促進骨骼肌內的肝醣分解，也就是分解肝醣作為能量的過程。這個過程很重要，其中最主要的原因是它會恢復肌肉細胞的胰島素敏感度，而肌肉細胞是人體最大的肝醣儲藏處。

　　男性平均約儲存七十克的肝醣在肝臟中，骨骼肌中則存有兩百一十至兩百二十克，女性的儲存量約少 20％。儲藏在肌肉中的肝醣僅供肌肉使用，然而儲藏在肝臟中的肝醣則維持血液中的葡萄糖恆定，主要是透過胰島素與升糖素之間的平衡來長期調節。在過去的採集狩獵時期，我們和其他大多數動物一樣，在進食時遭受攻擊的風險很大。因此，我們演化出一種可以立刻啟動新陳代謝的機制，是透過骨骼肌內肝醣分解的過程來達到。在緊急情況下，儲存在我們肌肉內供現場利用的肝醣會立即被切開，並且在被切開的細胞內迅速代謝為能量。

　　進行高強度運動的時候會發生一種類似肝糖儲存的過程，因為通常只會在緊急狀況，如戰鬥或逃跑反應下徵召的肌纖維現在會被活化，進而刺激腎上腺素與正腎上腺素等壓力荷爾蒙的分泌。在這種情況下，肌肉細胞會排空大量肝醣，代表胰島素現在可以作用於細胞表面使葡萄糖再次進入肌肉。

　　活化肝醣分解的相同過程也會活化荷爾蒙敏感性脂解酶，以及動員脂肪酸供能量利用。因此，高強度運動將同時動員葡萄糖和脂肪酸進入血液中，接著被帶到肝臟進行 β-氧化，然後又會被帶到粒線體中，產生九十六個三磷酸腺苷分子。

你經常聽見人們試圖透過「嚴格飲食」來恢復胰島素的控制。這個過程主要是經由胰島素和升糖素的平衡來調節，而且它必須長期遵循，好處並不會越來越明顯。高強度運動對於大規模代謝改變如此重要的原因，在於它會透過稱為梯瀑式放大的反應，引發肝醣動員和荷爾蒙敏感性脂解酶。

梯瀑式放大

梯瀑式放大不是由一個分子的行動來產生一次新陳代謝作用，而是一種酶活化了另一組酶。它可能會活化此梯瀑中接下來十個或一百個步驟，那一百種酶的其中一種接著又會活化梯瀑的下個步驟，然後那一百種中的一種又會再去活化其他一百種，依此類推。所以你不會一次只從一條肝醣鏈上來回運送一個葡萄糖分子，而是可以使酶的活性呈指數增長，如此一來，你就可以同時切割出成千上千個葡萄糖分子，供緊急時刻使用。透過這個過程，肌肉中肝醣排空的幅度會大大地加快並擴大。

《新陳代謝一目了然》[9]中有這種現象的絕佳解釋，裡面概述了如何經由一分子的腎上腺素釋放出這種巨大的能量，該腎上腺素能從肝醣中裂解出數千個葡萄糖分子。因此，面臨緊急情況時，梯瀑式放大透過一系列彼此互相增強的酶，能非常有效供應我們工作中的肌肉大量的能量。此外，梯瀑式放大正在分解肝醣以供利用時，一種參與肝醣形成的酶會抑制身體去合成肝醣，如此一來，身體的所有能量系統都會去進行肝醣分解與葡萄糖的利用，而沒有任何肝醣儲存的動作。

維持健康的益處

透過肝醣分解的過程及梯瀑式放大的結果，高強度運動真正利用了肌肉中最大的葡萄糖儲備並使它動員起來，因此運動後，缺乏葡萄糖的現象必須被填補或重新補充。因此造成了一種情況，就是肌肉細胞表面的胰島素受體會變得更敏感，有助於補充葡萄糖的不足。根據缺乏的程度，這種重新補充的期間可以持續長達數天。

參與高強度訓練會造成較高程度的葡萄糖缺乏，進而延長胰島素敏感度，而不只是運動後立即的敏感性提高。這種重新補充的過程是透過標準的肝醣合成路徑發生的，所以不會涉及放大的相似機制。

隨著胰島素敏感度的延長，持續了幾天之後，肌肉中動員的葡萄糖量的增加也會使敏感性提高。因為不是只有少量葡萄糖被利用，而是大量葡萄糖必需被投入肌肉中，所以影響的強度是很誇張的。

重要的不僅是胰島素敏感度的問題，還包括了此過程的下游代謝作用。舉例來說，如果你的肝醣儲存量已滿，那麼你會面臨體內葡萄糖堆積使得肝醣分解受到抑制。（參考圖 2.3）高濃度的葡萄糖會產生高濃度的代謝副產物，又進一步抑制了使用葡萄糖作為燃料的能力，結果就是你的代謝途徑會回過頭合成更多肝醣。

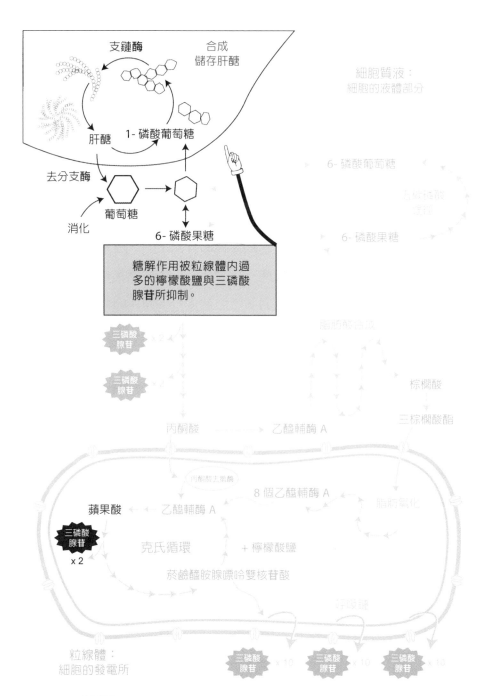

圖2.3 高葡萄糖濃度表示高能量的狀態，因此抑制了糖解作用及肝醣合成。

肝醣儲備全滿時，葡萄糖將無法再朝肝醣合成的路徑移動。因此，它現在唯一的代謝終點就是脂肪。（請看圖 2.4）

　　葡萄糖濃度很高，而且肝醣儲備全滿時，磷酸果糖激活酶會被抑制。葡萄糖現在只能移動到糖解循環上 6- 磷酸果糖的程度，轉移到五碳磷酸途徑，接著葡萄糖經過一連串步驟會轉變成甘油醛 -3- 磷酸，這是一種脂肪前驅物。接下來會執行更多代謝步驟會，最終結果是一種帶著能量的化學物質，稱為 NADH，用來當作合成脂肪酸的燃料。肝醣儲備全滿，如果又加上碳水化合物的含量上升，就會刺激脂肪酸的產生，尤其是在肝臟內，如此一來會使極低密度脂蛋白的量增加，因為它會首先從葡萄糖轉變為脂肪。而極低密度脂蛋白將被轉變成低密度膽固醇，這是心臟危險因子的指標。

　　這就告訴我們低強度、穩定狀態的有氧活動，不會激發擁有最多肝醣的快縮肌纖維。結果是肌肉使用的葡萄糖永遠不足，導致循環葡萄糖無處可存，只好變成體脂肪。此外肌肉細胞壁喪失了對胰島素的敏感性，反而因為身體製造用來處理高濃度循環葡萄糖的高濃度胰島素而產生發炎反應。人體用低密度膽固醇抑制這種發炎，使得低強度運動者更容易出現心血管疾病。聽起來的確很矛盾，但是充滿葡萄糖 / 肝醣的細胞會降低它對胰島素的敏感性以避免更多葡萄糖運送進來，因為過多的葡萄糖會造成它機械的「糖化」，它會變得一團糟。代謝過多的葡萄糖會產生高度導致發炎的氧化自由基。此外，胰島素是一種刺激發炎的荷爾蒙，包括由低密度膽固醇所修補的血管壁炎症。

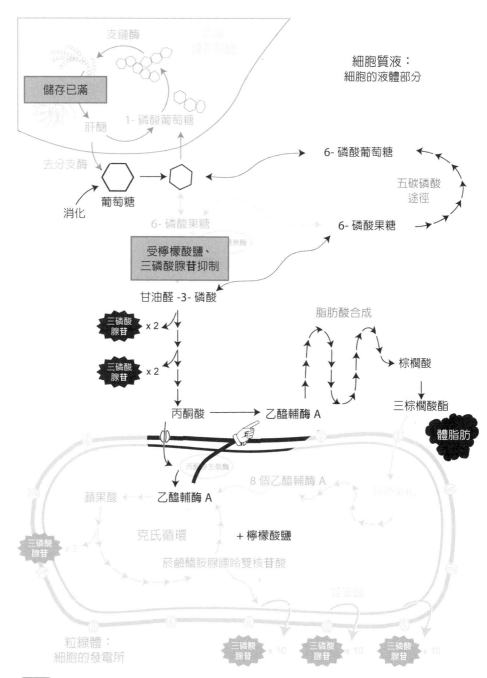

細胞質液：
細胞的液體部分

支鏈酶

儲存已滿

肝醣

去分支酶

消化

葡萄糖

1- 磷酸葡萄糖

6- 磷酸葡萄糖

五碳磷酸
途徑

6- 磷酸果糖

6- 磷酸果糖

受檸檬酸鹽、
三磷酸腺苷抑制

甘油醛 -3- 磷酸

三磷酸
腺苷　x 2

三磷酸
腺苷　x 2

脂肪酸合成

棕櫚酸

三棕櫚酸酯

體脂肪

丙酮酸 ⟶ 乙醯輔酶 A

蘋果酸

乙醯輔酶 A

8 個乙醯輔酶 A

克氏循環

+ 檸檬酸鹽

菸鹼醯胺腺嘌呤雙核苷酸

三磷酸
腺苷　x 2

粒線體：
細胞的發電所

三磷酸
腺苷　x 10

三磷酸
腺苷　x 10

三磷酸
腺苷　x 10

圖 2.4　肝醣儲備已滿時，多餘的葡萄糖會轉送去合成脂肪。

57

預防肌肉分解

高強度運動是帶來上述正面代謝適應的必要條件。幸運的是，這種需要肌肉高度用力的運動只需要持續短暫的時間。如果運動過久，肝醣就會開始耗盡，就會使用肌肉組織中的蛋白質來維持葡萄糖的恆定。肌肉組織分解為它的組成胺基酸，並經由肝臟糖質新生的過程轉變為葡萄糖。因此，如果運動過久，例如超耐力運動的，肌纖維可能會發生嚴重消耗。

有時候甚至可能從事一種類型的活動，它的強度既不足以帶來期望的代謝適應，但是運動量又足以造成組織的大量破壞。這類活動被稱為穩定狀態，習慣上被稱為「有氧」運動。它無法產生太多的代謝適應，而代價是造成你身體中最具生產力和保護力的組織的破壞。

周邊適應

我們假設你和一位顯得虛弱又肌肉萎縮的八十歲老人一起決定要走兩段樓梯。你走到最高處的平台時沒什麼感覺，但是那位老年人明顯在喘氣。造成這種差異的原因不在於他的心臟和血管狀況比你的差，其實就是肌力上的問題。

因為運動單位（第三章有詳細討論）是由個別肌纖維組成，假設你每個運動單位具有兩單位的力量，而老年人的肌肉經過這麼多年已經萎縮到每單位只具有一單位的力量。利用同樣的例子，讓我們假設爬這兩段樓梯所需的作功為兩百單位，表示任何人要爬到樓梯頂端，身體肌肉需要花費的機械作功為兩百單位。因為你每運動單位具有兩單位的力量，你的身體將只需要徵召一百個運動單位去完成這項任務；然而，老年人每運動單位只有一單位的力量，所以他必須徵召兩百個運動單位去完成相同的任務。因此，你的心血管系統只需要徵召一百個運動單位就可以支持這項任務，但是他的心血管系統卻必須徵召兩百個單位。

如你所見，可以帶來真正心血管益處的是肌力的強化，因為如此一來，你的心臟和血管系統針對每單位的作功，只需要徵召少量運動單位以完成該項特定的任務。所以，運動帶來的真正心血管益處是周邊適應，而非中樞適應的結果。

有氧運動流行的原因

我們現在知道「有氧運動」是一種低強度的身體活動形式，讓粒線體以次高強度去進行它們的工作，結果是只有強調新陳代謝的一個面向：有氧系統。過去幾十年間，這個特定的代謝適應逐漸與各式各樣的正面健康益處扯上邊。很快地，大家都認為有氧訓練就是心血管訓練，而且兩者可以互相替代。似乎從來沒有人提到，心臟和血管負責支持細胞的整體功能運作，不僅僅只是粒線體。代謝的每個組成部分都是由心血管系統所支持。

肌力訓練其實是訓練心血管系統的最佳方法，正是因為肌力訓練和所謂的「有氧運動」不同，實際上會涉及且刺激新陳代謝的所有組成部分。包括了細胞質液（細胞的液體部分且沒有氧氣參與）與發生在粒線體（有氧氣參與）的代謝。

低強度與高強度

讓我們回到這章一開始兩個人從事不同運動的例子。一個人每週都會進行五次穩定狀態、低強度的跑步，而另一人則是每週一次的高強度肌力訓練。

從事高強度訓練者將得到肝醣消耗與重新裝載的益處，然而從事低強度、更頻繁的穩定狀態的訓練者罹患心血管疾病的風險則大上許多，尤其是因膽固醇升高而導致的疾病。

不僅是因為他從來無法使用低強度、穩定狀態的活動（他相信可以改善他的心血管健康）去完全排空他肌肉內的肝醣，還有因為他的肌肉沒有發出足夠的力量，所以它們將如研究所顯示的開始萎縮。這些肌肉的肝醣儲存容量將隨著他每週連續從事低強度、穩定狀態的活動而降低，低至細胞變成「充滿」葡萄糖的程度，然後血液開始將這些多餘的葡萄糖分流到脂肪儲藏處，因此加速了導致冠狀動脈疾病的過程。他的肝醣儲存容量也會減少，所以他的肌肉內充滿肝醣的時間將更快來臨，他也更容易因此發展出胰島素抗性。假如他的肌肉量減少，但是仍持續低強度、穩定狀態的活動，那麼這種情況就更有可能發生。

另一項要考慮的因素為：相較於完全不活動的人來說，跑步者從他的訓練方式中取得一些益處時，他也同時處在某種健康的假象之中，因為他甚至沒有從運動中獲得所有的有氧益處。在他進行自認為正確的運動時，從長遠來看，他的肌肉量其實可能減少到他的肝醣儲藏容量下降的程度，如此一來，他的身體對胰島素的敏感度將越來越低。

此外，他從事的活動類型主要是依賴有氧代謝系統，這種代謝的主要形式為氧化，代表它與更短暫和強度更高的活動相比，將產生更多導致發炎的自由基。

而且，因為長時間的跑步主要是燃燒脂肪，嚴格來說，他並沒有真正利用到他的肝醣儲備，因此他的胰島素敏感度將因為這類行為而隨著時間下降。如此一來將會增加他罹患冠狀動脈疾病的風險。諷刺的是，他愚蠢地相信自己從事的低強度、穩定狀態的活動正是可以減輕罹病風險的辦法。

荷爾蒙敏感性脂解酶

有人認為，低強度運動是燃燒脂肪的必須，同時也能比高強度運動燃燒更多脂肪。然而事實上，沒有任何運動本身可以燃燒大量體脂肪。一百五十磅（約六十五公斤）重的一般人每移動一英哩（約一點六公里）約燃燒熱量一百卡 —— 無論走路還是跑步。一磅（約零點四公斤）體脂肪中含有三千五百卡的熱量，所以必需跑步或慢跑三十五英哩（約五十六公里）才能燃燒一磅的體脂肪。

低和高強度的身體活動都會燃燒熱量，但是高強度運動會發生燃燒脂肪的過程中非常重要的事，也就是活化荷爾蒙敏感性脂解酶，而低強度運動卻無法做到。

高強度運動期間我們把肝醣自細胞移出時，我們也能夠活化荷爾蒙敏感性脂解酶，這樣可以動員體脂肪。如果胰島素濃度高，即使處在熱量赤字的狀態，荷爾蒙敏感性脂解酶仍會受抑制，要把脂肪移出脂肪細胞將變成不可能的任務。因此節食並從事走路或慢跑的人通常會發現無法減少太多的體脂肪。

有一些方法可以解決這個困境，其中之一就是控制適當的胰島素濃度，使血清胰島素維持在低濃度。用這種方式，荷爾蒙敏感性脂解酶會更容易活化，使被動員的體脂肪比身體其他主要能源優先使用。

這種狀態可以透過限制碳水化合物的飲食來達成，但是如果再加上高強度運動，可以讓一個人的飲食自由度更高，因為進行高強度運動時伴隨對腎上腺素的刺激，荷爾蒙敏感性脂解酶會在類似肝醣動員的梯瀑式放大的反應下運作。再次提醒，這個過程的完整敘述可參考生物教科書《新陳代謝一目了然》。[10]

肝醣合成受到抑制的同時，脂肪合成也受到抑制，但是脂肪分解則不會。因此，你正在將排水管的塞子拿起，並同時關緊水龍頭，意思是你正在抑制脂肪合成，同時動員脂肪，如同你抑制了所有肝醣的合成，同時動員肝醣。

這兩種狀況皆會發生在高強度運動，經由腎上腺素調節，透過梯瀑式放大使影響增強。

重新檢視有氧運動

請記住你的心血管系統總是忙碌工作。當你站在房間與某人談話時它也在運作：一週七天，每天二十四小時，你的心臟都在跳動、你的血液都在循環、而你的肺臟都在吸入空氣並排出二氧化碳。

唯一能夠讓你的心血管系統更努力運作的方式，是透過肌肉從事機械式作功。對肌肉增加任何要求，都會同時大幅提高心血管系統的活動。所以，無論你做了什麼或什麼都沒做，你實際上都在從事一般大眾所謂的「有氧運動」。

瞭解了各種代謝循環之間的互相關聯，我們知道不可能把任何這些代謝循環各自分開；它們總是同時一起運作，只不過其中一些運作的速度會比較快。從代謝的角度來看，任何讓代謝強度超過基準線的事物都可視為運動；而且如果你的目標是整體健康與適能，即使有些代謝途徑可以獨立出來，，你就也不應該這麼做。

最大攝氧量與特殊性

某些最大攝氧量的研究的確顯示，參與穩定狀態、低強度的活動可以改善心血管功能。但是最大攝氧量測試的問題在於，如果你的工具只有槌子，那麼整個世界將變成一根釘子。最大攝氧量測試都假設有一種正確形式的有氧運動，也就是某種代謝工作的類型與心血管功能有關。同樣地，如果我們假設一種不同的代謝工作類型與心臟功能有關，然後進行測試，我們也可以證實那項假設。

舉例來說：我們決定乳酸的代謝能力為心臟健康的指標，我們可以執行一項測試：在高強度運動下測量乳酸的利用，並假設這與心臟健康有關，因此指出高強度的肌力訓練是產生乳酸、代謝乳酸，從而改善心血管健康的一種絕佳方法。

因為心血管系統總是會與你設定的任何特定代謝適應有關，你的結果將取決於你希望對低強度活動或高強度活動會產生代謝適應。[11]
正如我們討論過的，高強度訓練可以產生各層次的特定代謝適應，那
你為什麼要限制自己只有在一種代謝方面產生改善呢？

如同另外一個例子，如果你只想改善一個人在跑步機上走路或慢
跑時的最大攝氧量，你可以用穩定狀態的方式在跑步機上訓練此人，
並且當此人正在使用跑步機時測試他的最大攝氧量，你將會得到顯著
進步的結果。然而，如果你在此人使用健身腳踏車時測量最大攝氧
量，你將會得到幾乎或完全沒有進步的結果。

在一九七六年一項明確的研究，研究者招募了十三位受試者，並
且利用健身腳踏車對他們進行訓練。不過研究者只訓練受試者的一條
腿；另一條腿完全沒有訓練。

訓練腿會進行衝刺和／或耐力訓練。受試者每週從事訓練四或五
次，持續四週。研究結束後，研究者要求受試者使用訓練腿從事那些
活動來測量受試者的最大攝氧量時，發現最大攝氧量提高了 23％。

這種低強度、穩定狀態的運動照理應該可以產生中樞的心血管適
應，但是研究者測量受試者未訓練腿時，發現未訓練腿在最大攝氧量
上面完全沒有任何進步。[12]

這項研究證實最大攝氧量所測量出來的並非中樞心血管的改善，
只是發生在肌肉階層的一項特定代謝適應而已。這也說明了如果你選
擇跑步作為運動，你任何最大攝氧量的改善都將侷限於從事跑步活動
的雙腿上。它不會產生中樞適應，因為你的軀幹與手臂的肌肉都不會
有什麼改變，而且效果也不會轉移到任何其他的運動上。

有氧運動的侷限特殊性

　　我曾在俄亥俄州居住三年，當時，我從事傳統的有氧運動結合肌力訓練。我和多數人一樣，認為這是我必須做的事情。在春夏期間，我會在戶外的道路跑步，但是冬天我會使用健身房中的跑步機 —— 為了「維持我的有氧適能。」

　　當春天來臨，我一回到戶外跑步時，我會感覺好像快死了一樣，因為在跑步機上跑步的特定動作技巧與在地面上跑步完全不同。你在地面跑步時，有二或三個部分的動作組成：足部觸地、推蹬然後恢復觸地。

　　然而在跑步機上，因為地面在你腳下滾動，所以沒有推蹬的動作就直接跳到恢復觸地，也就是在跑步機上跑步有一個步態組成完全消失，導致在地面跟用跑步機跑步的力學與技巧上的南轅北轍。

　　因此，你認為你獲得的所有代謝適應似乎都突然消失，即使你以為你正在產生某種應該可以轉移至其他活動的中樞心血管適應。

　　我不知道為什麼我花了這麼久的時間，才瞭解到自己只是透過一種活動來進行一組特定的技巧適應，但是只要我從事另一種活動，這種適應就會完全消失。

　　另一個說明有氧運動侷限特定性的例子，是我在俄亥俄州當空軍的時候。空軍有針對適能的最基本要求，你每一年都必須達到那些標準，而上級設計出一種愚蠢的公式，利用健身腳踏車根據你在某種工作量下的心跳速率去回算你的最大攝氧量。

　　我的那一組中，有幾個人是厲害的十公里和馬拉松跑者，他們想：

「我的有氧適能一定很棒。我不需要練習，直接進行測驗即可。」也有一位過重且體能較差的同伴必須參與此測試，他非常聰明。

接受此測試的兩週前，他每天工作結束後都去健身房，使用將用來進行測試的那台健身腳踏車；他練習時會把腳踏車調成與測試時相同的阻力，然後只練習跟測試時間相同的時間長度。

結果他得到了最高分，而兩位應該在有氧適能方面表現傑出的厲害跑者卻沒有通過此測試。

造成這個結果的原因是，那位過重的同伴明白必須用與測試的同樣方式去進行訓練。舉例來說，你不會在考數學前只讀英文，他明白這個道理。

因此，一位肥胖且體能不佳的夥伴，只是透過把測試項目拿來練習，就以優異的成績過關；而相信自己擁有中樞心血管適應且能夠表現突出的人反而不合格。他們先前努力所得到的，是一組跑步的特定動作技巧或代謝適應，不會轉移到腳踏車上。

— 道格・麥格夫 醫師

最後，請思考以下三點：

1. 低強度、穩定狀態的活動不一定是改善心血管系統的最佳方法。
2. 有氧系統外的其他代謝要素不應該忽略，但是當你採取低強度、穩定狀態的運動方法時卻會忽略這些其他代謝要素。

3. 高強度運動可以帶來理想的健康益處，因為它的新陳代謝好處無法自低強度運動得到。

　　運動刺激而產生的任何身體正面適應，都是肌肉組織本身的代謝改善。從代謝的觀點來看，肌肉發生的一切皆與身體其餘部分分開。這就解釋了動物如何能在進食時以肝臟中的胰島素和升糖素為基礎去進行新陳代謝，然後可以瞬間從能量存儲模式轉換為發生於肌肉內的代謝過程，因而導致大量的能量消耗。這種代謝活動 180 度的大轉彎只會發生在肌肉組織內，因為代謝過程就發生在肌肉內。

　　因此，代謝健康的核心不是心臟和心血管系統，而是肌肉系統。酵素活動在肌肉系統發生，而採取的方式為梯瀑式放大，所以當你啟動了這個機制，在肌肉層級產生的效果將會大上許多。

　　運動所能帶來的珍貴「黃金」，必須在肌肉中才找得到。體適能界將重點放在心血管系統的想法必須改為肌肉系統，所有正面適應都會發生在肌肉系統。

運動的
劑量反應關係

九九〇年代中期，作者道格・麥格夫重讀他就讀醫學院時的藥理學筆記時，發現醫學和運動之間有趣的相似之處。藥物和運動皆可以刺激身體、皆需要最佳的濃度、皆需要不會「過高」的劑量、加上皆需要適當的服藥頻率。

藥物濃度可以比擬為運動強度；劑量可以比擬為一次健身中每組動作需要進行的次數；而服藥頻率則可以比擬為接受訓練刺激的頻率。此外，正如藥物，運動存在著一種「狹窄的療效區間」，意即多少運動量可以刺激身體產生最佳的正面適應。若越過此區間，那麼就像藥物一樣，不但不會增加益處，反而有害。以下將會更詳細地概述每個因素。

藥物的濃度

醫學上，藥物的效力是由濃度來測量。運動方面，一個刺激的濃度或效力取決於進行運動時有多少肌纖維參與其中；纖維少對應低濃度，纖維多則對應高濃度。

徵召肌纖維的是大腦，但只有在察覺到需要肌肉時才會徵召。徵召過程需透過中樞神經系統經由運動神經元來達成，運動神經元為了與大腦的命令一致，整個徵召過程會依循一個相對固定的順序。徵召過程僅涉及必要的精確電流量，以活化產生特定力量所需的一定數量的肌纖維。

人類解剖和生理研究已經分離出人體內四種不同類型的肌纖維。分類有些複雜，因為在一個主要類別中（快縮肌，fast-twitch），存在著三種子類別。更令人困惑的是，多年來肌纖維的分類方法有所不同，導致同一組的肌纖維具有三種以上的分類。以下是在三種分類方法下四種纖維類型的分類：

四種纖維類型的分類

I	SO（緩慢 Slow、氧化 Oxidative）	S（緩慢）
IIA	FO（快速、氧化）	FR（快速、不易疲勞 Fatigue Resistant）
IIAB	FOG（快速、氧化、糖解）	FI（快速、中度疲勞 Intermediate Fatigability）
IIB	FG（快速、糖解）	FF（快速、易疲勞）

　　快縮肌與慢縮肌在許多方面都不一樣，最主要的差異是在耐力上面。也就是說，兩者最顯著的不同是在耐力領域而不是速率或速度。快速 - 氧化（IIA 類型）纖維的耐力表現不佳。（氧化，這裡僅代表在快速 - 氧化纖維本身內部的有氧機制。）快速 - 糖解（IIB 類型）纖維更有力量，但是在耐力表現上也不佳。（糖解，這裡表示快速 - 糖解纖維內的無氧機制。）中等速度、耐力與力量的肌纖維是快速 - 氧化 - 糖解（IIAB 類型）纖維，它的細胞組成包含了無氧與有氧機制。另一方面，慢縮肌纖維（I 類型）是耐力纖維，主要供從事長距離活動使用。它們具有強大的有氧能力，伴隨許多有氧酵素、血管與一種儲藏氧氣的耐力化合物：肌球蛋白。然而，慢縮纖維無法創造太多的力量，因

此沒有快縮肌具備的大量潛力。

一個人的纖維類型與分布是遺傳預先決定，多數人天生的肌纖維類型分布相對均勻。四種纖維類型中，慢縮肌最容易啟動，因為它們不需要大量能量，所以身體會毫不猶豫地讓它們活動。FO 纖維需要稍微更多能量啟動，而 FOG 則再更多些；FG 需要最高的能量才會啟動。人類傾向盡可能保存能量，大腦首先會只徵召慢縮肌來抵抗一個阻力，但後來發現慢縮肌無法勝任此工作，接著會徵召 FO，然後很快地，FOG 纖維會前來協助肌肉收縮的工作。如果重量輕微或中等，徵召這些肌纖維就夠了；但如果重量夠重，大腦將會發送訊號去徵召難以啟動的 FG 纖維。

這個過程在生理循環被稱為「順序性徵召」，由此可知大腦不會隨機發送啟動肌纖維的訊號。為了收縮而徵召肌纖維時，大腦不在乎速度；它在乎的是力量。它不在乎你想要多快舉起一個重量跑多快。再次重申，大腦無法隨機徵召肌纖維。相反地，大腦會確認你的肌肉需要多少力量去移動多大的阻力，然後依此徵召執行此工作所必需的的肌纖維數量，就身體的能量系統而言，盡可能地節省能量。[1] 這種情況會直到某個閾值點，一旦到達該閾值，藉由增加神經衝動傳達到肌肉的速率，就可以增加力量。

許多人會錯誤地以為緩慢、中等和快速這些分類是針對這些肌纖維類別，或稱為「運動單位」的肌肉群收縮的速度。事實上，這些分類是針對這些纖維各自的疲勞速率：包括「緩慢-疲勞」、「中等-疲勞」與「快速-疲勞」纖維。即使快縮纖維輸出的力量遠比慢縮肌強大，若從分子的角度來看，快縮纖維收縮的速度其實比慢縮纖維來得慢。此外，快縮肌纖維不僅收縮速度較慢，恢復速率也較慢。一條肌纖維愈慢感到疲累，它就恢復得愈快。

在這種情況下，我們注意到慢縮肌緩慢疲勞、快速恢復；快縮肌會快速疲勞、緩慢恢復，因為它們的力量輸出很高，加上它們比慢縮纖維燃燒更多的肝醣；而中縮肌纖維在恢復能力上則落於這兩種極端的中間。

要瞭解為什麼快縮肌纖維產生更多力量，首先必須瞭解肌纖維收縮的本質。這就需要先瞭解先前提過的運動單位。

運動單位

同一條神經服務的相同類型肌纖維組成一個運動單位，而這條神經會像電線一樣伸入肌肉中，像樹枝一樣的附屬結構會離開神經，遍布並深入整塊肌肉。每條神經分枝尖端會連結到一個具有相似收縮特性運動單位中的一條肌纖維。

讓我們來研究身體啟動一個慢縮肌運動單位時，這個過程如何運作。首先，在該特定的運動單位中，這些分枝尖端末端處的所有慢縮肌纖維都將均勻地分布在整個肌肉中。縱使它們彼此分開並遍布於整個肌肉結構，但是它們被視為一個「單位」，原因是它們可以經由那些相同的分枝尖端追溯回同一樹幹，而樹幹就是一條單一的運動神經。慢縮肌運動單位通常很小，每單位包含大約一百條纖維。

快縮肌運動單位具有相似的組成，它們也擁有單一運動神經並散布出它的「分枝」，但是這些分枝只與肌肉中均勻分布的快縮肌纖維相連結。所有快縮肌運動單位都和慢縮肌運動單位一樣，透過那些分枝附著到樹幹或運動神經上。與慢縮肌運動單位相比，快縮肌運動單位含有更大量的肌纖維。所以不像慢縮肌運動單位包含一百條肌纖維，一個快縮肌運動單位可能包含大約一萬條肌纖維。啟動一個運動單位時，無論是慢縮或快縮肌，當神經衝動沿著運動神經傳遞下去，經由它的分枝散布給一個特定運動單位中的所有纖維時，那些纖維將用它們 100% 的力量進行收縮。

一個慢縮肌運動單位被啟動後，所有一百條纖維會同時收縮。這就是肌肉生理學的「全有全無」定律。同樣地，一個快縮肌運動單位被啟動後，它包含的一萬條纖維將用它們 100% 的力量同時收縮。因為慢縮肌運動單位在肌肉內所佔據的空間較少，所以相對於快縮肌運動單位，每單位肌肉你將會擁有多很多的慢縮肌運動單位，這也代表你擁有更多散布出一百條分枝的「樹幹」。因此，慢縮肌運動單位被刺激時，你將會啟動約一千個慢縮肌運動單位。相反地，快縮肌運動單位則大上許多，每運動單位含有一萬條纖維，所以啟動它們時，你只會啟動五十或一百個運動單位，因為每個快縮肌運動單位都如此巨大。

順序性徵召

運動單位可以同時收縮，例如你要使用肌肉去對抗非常重的負荷；也可以依序收縮，例如你從事的活動涉及中等工作量但是會持續一段時間，這樣在率先徵召的肌纖維疲勞後，會進一步徵召高階運動單位。舉例來說，順序性徵召會發生在進行一組的阻力運動，也就是你會在六十到九十秒內進行一系列重複的收縮和伸展的反覆次數，直到你再也無法完成一次的收縮。

在這種情況下，你的肌纖維將按照運動單位大小的順序逐步疲勞，也就是按照運動單位的類型依序疲勞。你首先會徵召最小的運動單位，也就是慢縮肌，然後接著徵召中縮肌運動單位。如果它們都疲勞了，最後你會徵召快縮肌運動單位。雖然你徵召的快縮肌運動單位較少，但是每個單位將同時會有一萬條肌纖維被啟動。

在徵召過程中，時間也是個重要因素，因為你的慢縮肌運動單位疲勞後，你會接著徵召次大的運動單位，也就是中縮肌。如果你讓那些運動單位疲累得夠快，使慢縮肌和中縮肌運動單位沒有時間恢復，那麼（而且只在這種情況）你會進一步徵召快縮肌運動單位，如此一來能夠確保所有可用的運動單位被依序徵召和疲勞。這將讓你正在訓練的肌肉或肌肉群可以最徹底的參與從而得到接受刺激。

在一段時間單位內，肌肉中的纖維徵召速率取決於你選擇的運動負重。如果你使用的重量太輕，就達不到有意義的負重，這時候你將徵召慢縮肌纖維，但是因為它們疲勞的速度很慢，當你開始徵召中縮肌纖維時，之前徵召的一些慢縮肌運動單位已經開始恢復了。如此一來，它們將再次用於收縮的過程，這樣會妨礙你使用更高層級的肌纖維。

相反地，如果你選擇的重量太重，像是你只能重複一或兩次的動作，那麼你將一併徵召所有可以動用的運動單位，包括慢縮肌、中縮肌和快縮肌。在這種情況下，一旦你的快縮肌運動單位沒力，你就不會有力量進行第三個反覆次數。因此，在你有機會徹底啟動與刺激你的慢縮肌和中縮肌纖維群之前，這組動作就已停止。

因此最好要從事負重適當的動作，讓你可以夠快徵召到三種運動單位類型，但是不會快到只有快縮肌纖維接受到大量刺激，又不會慢到足以使慢縮肌和／或中縮肌運動單位恢復，讓你最終再次透過相同的低階運動單位去進行活動，這樣會使訓練中肌肉的大部分纖維得不到刺激。

纖維的恢復

兩種不同的恢復面向需要區別開來。一種是運動單位，即慢縮肌、中縮肌和快縮肌的暫時恢復；另一種是運動期間所消耗的能量與資源的恢復。我們這裡要談的是運動單位恢復到能夠再次收縮的程度。當神經傳導物質往下釋放到神經，並流入神經和肌肉細胞間的縫隙以啟動肌肉時，只需要很短的時間，神經傳導物質就會被神經收回、重新合成並再次用於徵召和收縮。

為了說明，我們假設你正在健身，你正在做一百六十磅的腿推舉，你最多能執行十下反覆次數，第十一下會失敗。在你腿部的快縮肌纖維有時間完全恢復前，你如果試圖再次進行腿推舉，此時你的身體無法再次徵召相同的快縮肌纖維。

原因是快縮肌運動單位可能只負責收縮最後的二至二十秒，通常你只會在真正危急的情況下才使用這些纖維。從本質上來說，這些纖維一旦被使用，可能需要四到十天或更久才能完全恢復。因此，上次健身完的三天後你回到健身房，試圖進行另一組腿推舉時，你會發現自己比上一次提早二到三次反覆就出現暫時性的肌肉力竭，因為只有休息三天，快縮肌運動單位還無法徵召。相反地，你的慢縮肌運動單位，在休息九十秒後即可再次徵召。

　　這就解釋了為什麼人們做一組腿推舉達到肌肉力竭的程度，一結束訓練要站起來時，發現自己連站起來的力量都沒有；但是短暫三十秒到一分鐘的休息之後，他們就可以站起來、走出健身房並輕鬆開車回家。因為九十秒的休息就足以使較低階層的肌纖維恢復，但是快縮肌纖維距離完全恢復仍需要數天，因此無法在這段時間內再次徵召。

　　繼續用醫學來做比喻，運動是一種有效的刺激物，可以作用於一個有機體，讓它產生一種適應性反應，只要你給它足夠的時間實現此目標即可。瞭解這一點後，你可以知道若要持續進步，就必須提高身體接觸到的運動刺激／強度。

　　現在我們假設你選擇走路而不選擇阻力訓練作為你的運動模式。這種情況下，為了提高這種運動模式的刺激／強度，隨著時間推移，你將必須從走路轉換成快走、慢跑。如果你想要提高刺激／強度到足以使用到快縮肌運動單位和真正刺激你腿部肌肉的所有纖維，你最終將必須從慢跑轉換成全速衝刺。請記住如果要使用這種方式達成我們的目標，那在我們選擇增加強度以符合每個階段的目標時，我們身體所承受的力量將以指數倍增，因此，無論從短期還是長期來看，都增加了我們身體受傷的風險。

　　既然我們能夠選擇自己要從事哪種形式的運動，我們就不必在追求提升適能的過程中破壞自己的健康。在這裡，肌力訓練就是一種絕佳的方式。一方面，適當的阻力訓練幫助我們使用與肌肉和關節功能正確對應的動作。如此一來，我們就不會將任何關節或肌肉組織置於易受傷的姿勢，因為我們增加刺激 / 強度時會給自己帶來巨大的受傷風險。

另一方面，我們採取的方法並非同時徵召快縮肌、慢縮肌和中縮肌纖維，如發生於像全速衝刺等活動，而是以一種有系統的順序去徵召運動單位。首先，我們將徵召和疲乏慢縮肌運動單位，但是我們會以夠快的速度徵召，這樣它們才無法在我們運動期間恢復，也就是我們也必須徵召和疲乏中縮肌，再來才是快縮肌運動單位，而非同時徵召。當我們的肌肉按徵召模式的順序徵召和疲乏運動單位時，運動單位將因為疲累而退讓，讓下一個運動單位來接管。

結果就是我們在同組運動中真的變得較虛弱，而在我們最虛弱的時刻，我們總算徵召了快縮肌運動單位。我們透過肌力訓練利用一個刺激使我們得以使用快縮肌運動單位，但是我們徵召它們時，我們已經使自己非常疲累了，所以我們已經「虛弱」到無法給自己帶來傷害。

肌力訓練是唯一讓你可以給身體帶來正面改變的有效刺激，而且當你提高刺激 / 強度程度時，你實際上會變得更虛弱，因此對你身體施加的力量會較少，這是肌力訓練的獨特優勢。一開始的力量很低：如果你開始的重量是一百磅，則重量會維持在一百磅，即使你的纖維徵召和疲乏速率增加，但是你從最初到最後一下動作都需要使用相同的力量去移動它。

特別需要提出的是，所有傷害都是因為肌肉或機械結構遭遇到超過自身強度的力量，而這種情況不會發生在適當的肌力訓練之下。力量的定義是質量乘以加速度，加速度是一種能夠以指數增加的因素，所以可能很危險。有許多方式可以徵召快縮肌運動單位，很少有安全的方法。例如：快縮肌運動單位可以藉由全速衝刺或增強式訓練的運動方式啟動。當你透過這類活動去徵召快縮肌運動單位時，你將同時徵召慢縮肌和中縮肌運動單位。而在你試圖一次舉起很重的重量時也會發生相同狀況，像是健力運動。

這種情況可能導致兩種不好的結果。對於初學者而言，它可以讓你的肌肉組織產生遠遠超過你身體結構的能力的力量。更可怕的是，一旦快縮肌運動單位力竭，你將無法繼續從事此運動，結果是當你達到那種疲勞程度時，你較低階的運動單位仍然沒有顯著疲乏，因此你會錯失一項運動三分之二的效果。

適當的肌力訓練則剛好相反。它不是同時徵召所有肌纖維，而是以順序性的方式徵召，並且在你使用完所有其他、較低階的纖維後，最後才使用快縮肌運動單位。這樣會對你的肌肉組織和新陳代謝產生更徹底的刺激。不僅所有纖維類型都受到刺激，還因為代謝途徑與機械動作相關，所以這種運動方法能全方位提升你的適能。

劑量：一組到力竭

確定了藥物中的必要成分後，我們還需要決定在一段特定時間內需要多少藥物，也就是藥物的劑量。儘管許多運動權威聲稱應該從事多組特定的動作（通常是三組，每組重複十次），但是科學文獻指出，以我們提倡的方式進行一組動作，就可以包含所有必要的刺激。

一九九七年，生理學家對業餘重量訓練者進行了一項十週的訓練研究，測試了各種組數安排。他們發現，每種動作進行一組，在提升肌肉大小、肌力、和上肢爆發力上，與兩組或四組一樣有效。[2] 此外，生理學家 R．N．卡皮內力和 R．M．奧圖在艾德菲大學從事一項研究，他們調查了所有關於一組相對於多組阻力訓練的科學文獻。

他們發現整體來說，從事多組動作相較於一組並沒有任何額外的進展。這些文獻壓倒性地贊成一組訓練就足夠的結論；四十七篇文獻中只有兩篇顯示從事多組動作可以帶來微不足道的改善。[3]

其他研究也支持這個結論。舉例來說，研究人員測試了七十七位受試者的肌力增長，受試者們在十週的訓練期間內分別從事一、二或三組的上肢運動，結果發現這三個運動組別的上肢肌力都有相似的進步。[4] 另一項研究比較三十八位受試者的肌力增長，他們在十四週內分別從事一或三組的下肢運動，結果顯示下肢肌力也有相似的進步，膝蓋屈曲和延伸的力量增加了約 15%。[5]

發表於期刊《運動醫學與科學》的進一步研究，也證實對於先前未受過訓練的成人來說，一組高強度的阻力訓練與三組訓練在增加膝蓋延伸和屈曲的等長力矩，以及肌肉厚度上同樣有效。

重點是，那一組訓練需到達正面力竭的程度，才是引發身體成長和強化的充分刺激。多餘的組數訓練沒有任何益處，只會讓你花在健身房的時間更多罷了。

符合肌肉和關節功能的運動

我們已經提過，運動最好要以符合肌肉和關節功能的方式進行，讓一個人可以用不會帶給身體過多力量的方式，有效且充分地刺激本身的肌肉。大多數商業健身房中常見的各種「交叉訓練」計畫則反其道而行，會員在裡面攀爬繩索、拖曳負重雪橇、投藥球等等。

這些計畫當然相當費力，而且從事它們會產生一些疲勞的要素，伴隨一些肌肉的疲勞和身體系統的代謝效果，但是這些活動通常並非以符合肌肉和關節功能的方式來進行。因此。雖然這些活動可以讓你產生大量新陳代謝，以及許多疲勞的代謝副產物，但是你不一定會因為目標肌肉的疲勞，而達到有效的肌肉負重和運動單位的徵召。因此，它們不是一種針對正面適應或成長的特別有效的刺激。

此外，在運動的過程中，你也會累積巨大的力量，這可能造成你的關節和結締組織的傷害，其中最明顯的是你的膝蓋和背，讓你關節炎的風險越來越高。

這種訓練方法的關鍵問題在於訓練效果消失了。依照我們的比

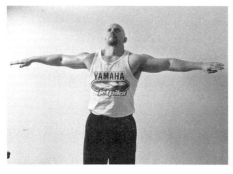
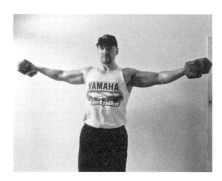

適當的運動可以完美地依循肌肉與關節的功能。例如：肩膀肌肉可以讓手臂往前、往後或往兩側打開。無論是器械或自由重量，只要針對這群肌肉外側頭的適當阻力運動，就可以讓肌肉發揮它們抵抗阻力的功能。

喻，就是藥物的濃度稀釋了。你最終將浪費許多代謝能量在從事一個適應潛在刺激不太有效的活動。你的身體寧可讓五組肌群貢獻它們20%的能量在一個活動上，而不是任何一組肌肉群貢獻100%的能量，所以你正在發揮基因組的能量守恆偏好。

前者的能量消耗會隨著活動完成而結束；後者則需要持續的能量來產生你期望的適應反應，例如更多的肌肉組織；因此從長遠來看，它的能量消耗對有機體而言就比前者高上許多。請記住，身體厭惡消耗能量，尤其是在受到刺激去消耗更多能量以產生更多肌肉組織的時候，它也會盡量避免消耗能量。

作者們採取的方法成功幫助客戶產生顯著的適能與健康益處，就是因為我們真正明白必要的刺激為何，並且我們知道那刺激不僅只是身體活動。我們知道，活動的強度需達到一個閾值，這樣才可以在一定時間範圍內依序徵召到所有可用的運動單位，以確保肌纖維的完全參與和疲乏。

我們進一步認識到，刺激在某種程度上是多因素的，但是所有這些因素皆與高刺激／強度有關。如果刺激／強度夠高，你將利用到三種運動單位；你將產生一種我們所謂的高程度「侵入」，也就是或暫時性疲乏或肌肉衰弱。你將使用有意義的負重和夠重的重量來進行訓練，這樣會造成肌肉組織的機械壓力，這是刺激的其中一個成分。

當你的徵召模式從慢縮肌到中縮肌再到快縮肌運動單位時，你的新陳代謝將轉換成無氧代謝，讓葡萄糖以一種可以使乳酸和其他疲勞副產物堆積的速度去進行代謝。這種情況也對刺激過程有益。

沒錯，我們可以把車打空檔，然後讓你推動它移動，這樣在某種程度上也可以達到同樣結果，但是我們可以藉由肌肉和關節功能的知識和利用，來達到更好的效果。一位有知識且負責任的教練，應該讓你四十七歲（這是你的基因組認為你應該已經死亡的年紀）以後還能持續強壯。如果選擇其他形式的運動，你可能在運動過程中會累積過多的損傷，到你五十歲時身體就已經嚴重受損。

時間對於最佳刺激的影響

為了使運動達到最好的效果，必須盡可能動員最多的肌纖維並讓它們疲勞。此外，那種疲勞必須發生的夠快，不讓最快恢復的運動單位復原再重新被使用，否則你的快縮肌運動單位將不會受到徵召。所以根據你利用的運動方案，以及你舉起阻力的節奏（我們很快就會談到），疲乏速率應該落在四十秒到兩分半之間。

最佳情況下，一組動作達到最大疲勞程度的理想時間範圍是四十五秒到九十秒，如此一來將確保所有不同的肌纖維依序徵召，也可以確保你將使用到含有最多肝醣的快縮肌運動單位。

服藥頻率：你多久該運動一次

確定了適當的藥物與劑量後，我們現在需要決定最佳的服藥頻率。我們注意到運動刺激可能會產生以下兩件事之一：它可以刺激正面改變，或者如果刺激在適應過程完成前就停了下來，反而會干擾此適應過程。（看圖 3.1）

換句話說，每次運動時，你的能量儲備都被挖了一個洞或是受到侵蝕。這種分解和衰弱的分解代謝狀態，必須由復原和增進的合成代謝狀態平衡。所以，如果以挖洞來比喻，可以說當你給予肌肉施加運動刺激時，你必須提供足夠的時間讓那個洞填平（恢復過程），而且你也必須提供足夠的時間，讓一些額外的材料可以堆積在那個洞上面（超補償），幫助它變得比之前更高。

　　如果你在洞未填滿前就再次開始挖掘，這個土堆就不會變大，反而是愈挖愈深。你應該多久挖一次和你應該多久運動一次的道理相同。（看圖 3.2）

　　很明顯地，訓練後尚未恢復和完全適應前，不應該再次訓練。但是平均來說這段時間多長呢？除了我們超過十五萬次的監督經驗以及對此主題進行的非正式研究外，根據我們自己三十多年來的訓練，我們可以與你分享最有益的平均時間長度。

　　也許更重要的是，我們也能跟你分享運動生理研究的發現，關於高強度訓練刺激施加於肌肉後會產生什麼結果，以及恢復與超補償的過程通常需要多久的時間。

　　根據醫學文獻，肌肉收縮愈劇烈，細胞層級發生的損傷或微創傷就愈多。[7]因此，訓練的強度愈高，受訓練刺激組織的恢復和生長就需要愈多的時間，而使肌纖維變得更大更強壯的正式恢復的過程。[8]

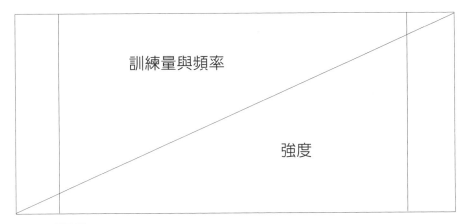

圖3.1　高強度運動的時間效益較佳。隨著你運動強度的增加，你必須同時減少訓練量和頻率。只有低強度活動有可能維持長時間或高頻率。從生物學的觀點來看，你會希望提供一個刺激使你的身體較容易適應。

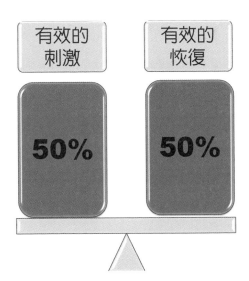

圖3.2　你必須允許身體有時間補充消耗掉的資源。如果你讓身體在未完成適應反應前接觸到侵入的刺激，適應反應將受到干擾。提供有效的強烈刺激佔此適應等式的50%，另外50%則是有效的恢復，因此你必須限制自己每週只訓練一次。

訓練本身會導致某種程度的肌纖維暫時損傷，主要是來自阻力下降階段，而不是阻力上升階段。[9] 訓練後的二十四小時，損傷部位開始發炎，此時期白血球會增加並移動到這些部位。[10] 在最初的二十四小時內會製造溶酶體，也就是一種分解與代謝受傷組織的酵素，並參與發炎過程。接下來幾天，額外的細胞會協助合成其他化學物質以應對發炎反應，有助於溶酶體的累積。其中一個化學物質是 PGE2，一般認為能使肌肉內的神經對痛覺更加敏感。這個過程某種程度上解釋了通常在訓練後的二十四至三十六小時會察覺到痠痛的原因，而且在某些情況下，痠痛會持續一週以上。[12] 這種發炎反應會給肌肉帶來進一步傷害，而且在訓練後可以持續數天。[13]

這些發炎反應結束後，才會看到組織重塑或肌肉生長的跡象。[14] 肌纖維會先回到訓練前的大小，而如果給予它更多時間，它將生長到大於訓練前的程度。整個過程所需的時間取決於訓練刺激的強度與肌纖維受到的損害。[15] 一般來說，最快大約是五天到六週左右。[16]

雖然以上的總結反映出了運動結果的微觀觀點，不過如前所述，其他研究從宏觀的角度檢視訓練頻率，檢驗每週訓練一次或多次老年人與較年輕的受試者的訓練效果。所有這些研究也都得出相同的結論：每週訓練一次就可以得到一個訓練計畫的所有益處，而更頻繁的訓練則沒有多餘的好處[17]。

每週訓練一次的進一步證明來自猶他州立大學肌力實驗室的一項研究。該研究專門設計用來比較從事一組腿推舉訓練的效果，一組每週進行此運動一次，而另一組則每週進行兩次。研究結束後，研究人員發現「每週從事一或兩次的腿推舉，在統計上顯示出相似的肌力進步。」[18]

　　有些人可能傾向認為一週一次訓練就足夠的訓練僅適用於男性；畢竟相較於女性，男性的肌肉通常更大、更強壯，因此會產生更深層的刺激和更多因疲勞而累積的副產物，與較少的疲勞副產物相比，自然需要更長的時間讓身體處理。然而，猶他州立大學的研究中，受試者皆為女性，確定了每週一次的訓練對男女雙方都是足夠的。

　　這項研究雖然相當具啟發性，但也必須它的實驗期間只有八週。根據我們的經驗，我們相信若將此研究延長到十或十二週，研究者將會注意到每週訓練兩次的受試者會出現強烈的負面作用。事實上，就我們的觀點，到目前為止大部分針對肌力訓練的研究進行的時間都不夠長，所以無法偵測到像我們這種私人教練會察覺到的「缺陷」。

　　這項研究提出無論你每週訓練一次還是兩次，最後結果都一樣，此結論對於從事八週運動的初學受試者可能是正確的，反對你把時間和精力投入在多進行 100％的訓練卻沒有任何額外的回報上面。不過，就算你每週訓練兩次，第二次訊練也不會帶來任何正面益處，頂多只是浪費你的時間。

　　而且如果研究時間再拉得更長，等到第十二週，你就會注意到第二次訓練不僅浪費時間，你還會開始後悔並且無法在相同的負重時間、重複次數範圍內舉起相同的重量。

　　這種現象是在相隔八年的兩項研究中於臨床上確定的。在這些控制實驗中，研究人員檢驗了兩組受試者的進展速度：一組每週訓練三天，另一組每週訓練兩天。接著研究人員減少了訓練的頻率，原本一週三天的組別減少至一週兩次，而一週兩次的組別則減為一週一次。

研究人員注意到受試者的進展速度有顯著地進步。[19]

在針對各種年齡的受試者的其他研究中也顯現類似的結果，其中實驗者減少了受試者的訓練頻率，並且發現訓練表現有顯著進步。一項包含老年人的研究，由位於紐約舊韋斯伯瑞的紐約整骨醫學學院的學術保健中心與紐約理工大學衛生學院的物理治療部門一同合作進行，比較每週運動一次和運動兩次的年長者。

研究人員發現「九週後，每週訓練一次和兩次在肌力變化上沒有差別。」他們也指出：「在年長者身上，一組運動每週進行一次到肌肉疲勞的程度，增進肌力的效果與每週兩次相同。」[20]

一位教練的所見所聞

從我十八歲起就一直以一對一的方式在訓練人們。我很早就知道，運動要持續有效，就必須適當操縱刺激和恢復。當我進入紐奧良大學的運動生理學系就讀，同時使用高強度訓練方法在當地的一間健身俱樂部訓練客戶時，這一點在臨床上對我而言又變得更加明顯。因為我有多年教練經驗，所以我經常將我從客戶身上蒐集到的數據用於課堂的報告及作業。

這段期間內，我其中一個目標是確定大多數的客戶需要多久時間（年）才能接近最大遺傳潛能的肌力水準。結果顯示，只要刺激（S）與恢復（R）的變項有取得適當平衡，大部分的人在兩年左右會達到自身的極限。

然而，對原始數據進行分析時，其他幾個問題也變得顯而易見。如果此等式不平衡（S ≠ R），受試者就會進入人為高原期。當挑選數據將客戶訓練的頻率進行對比，以及與每週除了一項訓練，又補充另外一項額外活動的客戶進行對比時，結果就很明顯了。圖 3.3 顯示出這種現象。

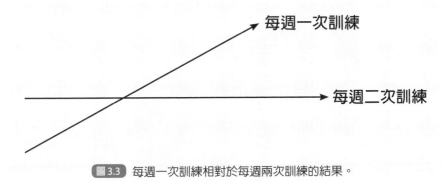

每週一次訓練

每週二次訓練

圖 3.3　每週一次訓練相對於每週兩次訓練的結果。

　　如你所見，普遍的模式顯示，相較一週訓練一次的客戶，大部分一週訓練兩次的客戶最初都展現出較大的進展（即肌力增加），但是他們更快到達高原期（停滯期）。反之，每週訓練一次的客戶最初進步速度不如一週兩次的人，他們的進步速度差異不大，但是接著差異開始變得明顯，因為他們的進步從未趨於平緩；相較於一週兩次的組別，他們持續進步了更長的時間。

　　「線性適應」那條線為虛構的，許多外行人相信一個人遺傳潛能的進展是直接或線性而非曲線的過程。正如你將這條線與其他兩條線進行對比所看到的，實際上並非如此。事實上，將一個每週兩次的受試者的訓練頻率減少至每週一次，肌力幾乎是立刻且持續的增加。

　　我記得將近 97％的原始受試者都有這個狀況。相反的情況很少發生，不過仍有一小部分的受試者在轉換到一週一次進步較少。儘管這樣的受試者很少（3%），我還是無法忽略這個數字，因此在我後續的教練職業生涯中研究並企圖瞭解這種反應在阻力運動上的個體間變異。

〔作者筆記：第八章中大部分的研究皆為萊恩‧霍爾致力於瞭解遺傳成分影響訓練量與頻率等問題的成果。〕關於訓練客戶，我知道大部分實踐高強度訓練的我們都擁有相似的經驗，絕大多數的客戶皆對一週一次的訓練方案反應最佳且持續時間較長。

— 萊恩‧霍爾 私人教練

五大鍛鍊動作

這 一章節中的訓練計畫代表一個理想的起始點，也是你決定嘗試各種調整方案後可以不時回頭的基礎。如果你在之後的訓練中確實選擇偏離此計畫，去從事本書後面提到的一些方案，你也必須回到這個訓練去評估你的進展。這樣一來不僅幫助你正確評估自己的表現，還提供了刺激大部分肌肉的有效方式。此計畫可以廣泛適用於所有的人，幫助大家從運動中達到最大的進步和適應。

運動的共同基金

你可以將這個訓練想成是最初的財務投資。在投資的世界中，歷史上表現最佳的是購買共同基金的人。反之，喜歡殺進殺出的投資者，因為持續地改變他們的投資組合，通常會使損失加重。即使一個人偶爾賺了大錢，也很難分析出為什麼一個特定的策略能夠起作用，而且平均來說，這類投資者的獲利並不如那些購買並持有一檔可靠的共同基金。

在眾多可買到的共同基金中，追蹤整個市場的指數基金通常會勝過所有其他 85％至 95％的共同基金，因為該基金僅自動購買該指數中五百支股票。因此相對來說，比較不會有買賣新股票所帶來的變化，而支付給市場分析師和基金經理人的費用也較少。一個更好的例子為「Dow Five」基金，它只購買道瓊工業指數十支表現最佳的股票中的其中五支最有價值的股票。所以如果你存到了第一桶金想用於投資，而又不想浪費在不好的產品上，一個好的開始是去購買信譽良好的共同基金。

　　一個不會隨時間而改變的良好訓練計畫可以視為一種可靠的運動「指數基金」。這裡列出的計畫是基於 85％ 至 95％ 人口的恢復系統特徵所訂定，蒐集到的數據是來自兩位作者在各自健身場所督導超過十五萬次的訓練，以及過去十一年來的一對一訓練經驗。

　　像投資一樣，肌力訓練的初學者沒有必要考慮用第一筆存款購買一些衍生對沖基金。再次重申，較明智的做法是選擇追蹤標準普爾 500 的指數基金並且堅持下去。時間一長，即使是最精明的經理人，也會在一些普通和基本的操作上表現不佳，運動計畫也是如此。

　　我們的目的是為你提供一個廣泛適用的計畫，並為你的新陳代謝帶來很多幫助。此計畫的目標受種並非想參加全國競賽的「極限健美例行訊練」，但此計畫對這個目的當然也很適用。然而，希望邁向那條道路的人們心理上會希望比我們所建議的頻率更常上健身房，只為了緩解他們的訓練焦慮。由於我們不是要滿足那群人的需要，只想專注刺激所有必要的代謝益處以將健康與適能最大化，所以我們盡可能簡化了此訓練計畫。

設備

　　在進行動作之前，可以先看看使用的設備類型。從一九七〇年代後期開始，自由重量製造商提倡他們認同的觀念，讓許多人認為自由重量比器械好得多。事實是你的肌肉只處理產生力量的要求，而該要求取決於肌肉承受了怎樣的阻力，無論該阻力來自自由重量的形式、鸚鵡螺（Nautilus）機器或一袋石頭。科學文獻也支持這一點：少數測量自由重量相對機器效果的適當研究顯示，兩者同樣有效。[1]

由於幾乎所有形式的阻力訓練在刺激肌肉組織變得更大和更強的效果差不多，以及訓練目標是達到你無法產生足夠的力氣再舉起一次阻力，所以為了這個目的，我們提倡使用器械。沒有人想要在進行自由重量運動，如臥推或深蹲時，當肌肉力竭的那一刻仍然承擔著槓鈴的重量。既然機器較安全，而且在刺激肌肉上與自由重量大致同樣有效，我們認為不需要去冒不必要的風險。

在可取得的運動機器的排行中，我們偏愛鸚鵡螺與麥肯（MedX）等品牌，眾所周知，它們具有正確的凸輪規範，可以根據肌肉的力量曲線去改變阻力。為了達到適當訓練，一個健身場所應該至少擁有五種可以針對身體主要肌肉群的機器。

我們偏好鸚鵡螺機器，尤其偏愛老一代型號的（約 1970-85）主要原因是，此設備的發明者是一位對肌肉生理學有廣泛瞭解的人，數十年來研究下的產物。用於設計這些機器花費了可觀的時間、想法、努力和金錢，而且機器創造出來後，又投入更多的金錢來研究。因此，我們大概知道使用這類型設備進行訓練可以期望得到什麼結果。

當鸚鵡螺第一次出現在市面上時，只有全球（Universal）和瑪西（Marcy）兩家有製造多功能阻力訓練機器，以及自由重量。其他之後出現的品牌設備大部分都是模仿鸚鵡螺，由只是想進入運動設備市場的商人所製造，而非想製造更好的產品。第一台鸚鵡螺機器原型花了將近四十年的時間進行測試和發展，除了它以外，可以斬釘截鐵的說，沒有任何其他設備製造商在設計中投入同等程度的思考與時間。

鸚鵡螺

　　發明鸚鵡螺的亞瑟‧瓊斯是最早設計出有效的設備，來應對肌肉在整個活動範圍內具有不同力量水準的人。這些差異是肌肉與骨骼生理關係有關，會移動且總是一直改變。

　　這種力量曲線可以在肌肉活動範圍內的每個點上實際測量到。舉例來說，做槓鈴彎舉時，可能會發現手臂筆直時，二頭肌的力量曲線為十磅；當手臂彎曲四十五度時為二十五磅；當前臂彎曲九十度時為三十九磅；當再移動四十五度時是二十一磅的力量，最後，當手移動到肩膀上時，可能可以產生十二磅的力量。如果將這些數字繪製成圖表，二頭肌的力量曲線會顯示出當肢體在整個活動範圍內移動時，肌肉產生的力量會改變。

　　因為每條肌肉都有自己的力量曲線，所以每條肌肉都是不同的。以二頭肌為例，當它們收縮時，展現出弱 - 強 - 弱的力量曲線，而膕旁肌則展現出強 - 較弱 - 最弱的力量曲線。如果使用圓形滑輪來訓練這些肌肉，像是伴隨繩索訓練和某些品牌的機器，無論被訓練的肌肉群是哪些，訓練者動作開始時都會覺得很重，結束都會很輕鬆。雖然這種效果對訓練如膕旁肌等肌群可能非常適合，但是對於二頭肌和胸大肌則完全不適合。

　　因為你的肌肉力量在收縮時會有所改變，適當的肌力訓練必須考量此因素，所以肌肉組織需要一個同步或相對應的負荷及降負荷。在這種情況下，採取自由重量是一種效率更低的方法。以上面的例子來說明，你一開始進行槓鈴彎舉時，只能產生十磅的力量，但是我們給你三十五磅的槓鈴，那麼你將沒有力氣去移動它。因為你無法用三十五磅的重量開始，所以你就選擇了十磅的槓鈴，只因為你可以移動此重量。然而，十磅在彎曲四十五度或九十度時無法提供有效的超負荷，因此降低了訓練刺激產生力量增加的效果。

瓊斯的偏位凸輪在這裡為運動科學做出了巨大貢獻。因為在肌肉活動範圍內，力臂（從旋轉軸到阻力的距離）會改變，所以即使是移動一個三十五磅的重量，力量的產生也會有很大的差異。例如：假設力臂為兩吋，則吋磅為七十（此作功需要三十五磅乘以兩英吋，也就是七十磅來完成）；如果力臂為六吋，則移動此負重所需的吋磅將會提高到兩百一十；如果力臂為十吋，那麼吋磅會變成三百五十；而如果力臂為零，那麼吋磅也是零。

鸚鵡螺凸輪的半徑會根據需要去改變阻力（因此改變有效的吋或呎磅〔foot pounds〕數），以完美追蹤峰值和谷值的方式，使阻力適應不斷變化的人體肌肉力量曲線。瓊斯的努力使得肌肉不僅能訓練得更有效和徹底，損耗也顯著地減少。鸚鵡螺凸輪使肌肉承受與它們實際力量輸出平衡的全範圍阻力。

瓊斯接著取得他所設計的凸輪專利，代表競爭的設備製造商無法輕易複製，而是必須製造出不同的產品。因為瓊斯凸輪的力量曲線是正確的，而其他凸輪在很大程度上是不正確的。瓊斯一度稱他的設備為「不需妥協的機器」，而他的原始機器反映出這一主張。由於以上所有原因，鸚鵡螺器械成為了我們兩人訓練時的首選，特別是在他監督管理下所設計出的較老機型。同樣地，我們也推薦瓊斯參與開發的任何麥肯機器，因為這些設計也經過相同程度的努力與研究。

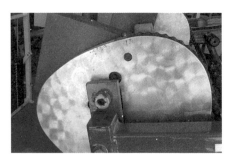 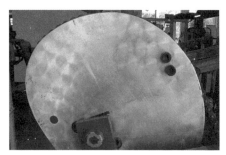

二頭肌訓練機（biceps curl）的起始位置，鸚鵡螺凸輪的半徑較小

肌肉收縮時，凸輪半徑會增加，因此隨著二頭肌力量的增加，機器的阻力也隨之適當增加。

設備基礎

　　我們敘述的這些運動應該使用鸚鵡螺或麥肯的設備進行，我們認為這兩個品牌是市場上最好的運動器械。如前所述，理由是凸輪規範與設計特色的準確，使它們得以正確配合肌肉和關節的功能。我們強烈建議你應盡可能使用這兩種品牌的設備。

　　至於一位訓練者在好的健身房中應該尋找哪些機器呢？我們建議加入可以讓你從事本章中介紹運動的健身房：下拉、腿推舉、坐姿划船、胸部推舉與過頭推舉。整體來說，我們希望你使用經過精心設計的設備，不僅可以準確處理生物力學和肌肉順位排列的功能，還可以滿足力量曲線的特點。我們必須在一個活動範圍的特定點上，依照關節角度將施加的阻力與肌肉輸出的力量互相配合，因為目標是在一定的時間內，讓肌肉組織的深度侵入達到正面的肌肉力竭狀態。你會希望確保肌肉力竭的發生是因為已經達到了盡可能完全疲勞的程度，而不是因為設備和身體肌肉的力量曲線間力學上的不協調。

　　這並非表示如果你在一個只擁有其他設備的商業健身房，你就無法達到有效的訓練。相同的原則仍然適用：你應該在相同的持續負重時間內盡可能多次地以嚴格的動作形式去重複一個動作。如果不行，可考慮購買一組深蹲架和奧林匹克槓鈴組然後在家訓練。你可以利用基本設備相當輕易從事五大鍛鍊動作，而深蹲架將提供很大程度的安全，可以防止你在肌肉力竭時被壓在槓鈴下面。

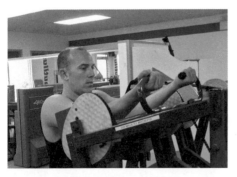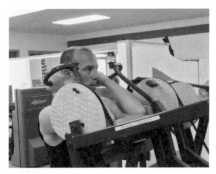

一個訓練者使用鸚鵡螺二頭肌複合訓練機時，凸輪的半徑與此人的二頭肌完美同步：力量較弱時半徑較小；力量較大強時半徑較大。

五大鍛鍊說明

　　此計畫僅包含複合式動作，也就是包含繞多個關節軸旋轉的運動，因此每個運動都使用多個肌肉群。三個「核心」動作將使身體的所有主要肌肉結構作功，我們稱它們為三大鍛鍊動作，分別是腿推舉、下拉和胸部推舉。除了這三大動作之外，我們也加入過頭推舉與坐姿（或複合）划船，組合成五大鍛鍊動作。這些動作很大卻很簡單，

使用多個肌肉群，對一般人而言也容易協調與進行。與其將注意力
和精神投入在協調一個複雜的動作上，不如從事一個簡單又自然的動
作，如此一來，你主要的精力與焦點都可以放在執行困難的訓練，而
不是試圖從事兩個相反的動作。

　　本章後段將說明如何安排反覆次數和記錄訓練進程，不過現在先
讓我們詳細介紹各個動作。

五大鍛鍊① 坐姿划船

　　第一項動作是坐姿划船，通常稱為上肢「拉」動作，訓練目標
是軀幹後方（背部）的軀幹肌肉組織，因此也會用到負責上肢屈曲
的肌肉。

　　參與的肌肉結構：坐姿划船使用闊背肌、菱形肌肉組織（位於兩
個肩胛骨之間，使肩胛骨內收）、還有從薦骨底部連結到頭部後方的
脊椎伸肌，以上肌肉都是次要組成部分，再加上所有前臂屈曲側用來
屈曲你的手腕和二頭肌的肌肉，以及在肘關節彎曲手臂的肱橈肌。

　　動作執行：進行坐姿划船時，手臂的位置一定程度上取決於機器
手柄相對於肩膀寬度的位置。理想上，應該是「自然」位置：你不應
該試圖內收或外展你的手肘；而是讓它們在要移動的自然平面上保持
中立的姿勢，與你的手、手腕和肩膀一起移動。

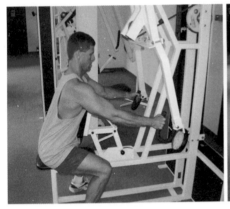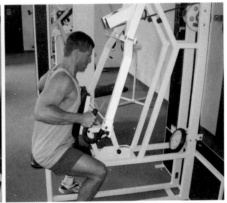

坐姿划船（開始與結束位置）

五大鍛鍊② 胸部推舉

坐姿划船後的下個動作是胸部推舉。胸部推舉屬於上肢「推」動作，使用軀幹前側的肌肉，這些肌肉用力時會將阻力推離身體。

參與的肌肉結構：除了肩關節周圍的三角肌外，胸部推舉在很大程度上使用上臂背側的三頭肌。透過執行此動作，胸部肌肉：胸大肌與胸小肌皆會受到強烈刺激。

動作執行：執行胸部推舉時，你會把機器的手柄推離身體，同時隨著手臂伸直，將肱骨拉往身體的中線。此動作的起始位置為手掌的平面會位於腋下的前腋窩線上。（將手臂盡可能拉到身後以增加活動範圍不必要且不理想，因為這將會過度伸展肩關節囊，並且在肱骨頭的二頭肌施加不必要的張力。）重要的是不要過分彎曲或伸展你的手臂；一開始如果你恰當地握著手柄，你的手臂應該會維持四十五度的角度。

現在，平穩地將手臂往前推，在肘關節鎖死前暫停，這樣肌肉會維持負重，而且你也不會將壓力都放在骨頭上。離心階段，你應該在手掌與前胸差不多齊平的位置將機器拉回。往後拉時，我們通常不會讓客戶的肱骨平面超出軀幹中間的平面太多，這樣他們的手肘就不會被固定在身後。換句話說，你的手肘向後移動的距離，只會略遠於你執行地板臥推的時候。

執行動作時專注維持肩膀下壓，其中一個去認的方式是先盡可能的聳肩，然後在把肩膀下壓時，請教練將手置於你的手肘下方。這個壓低肩膀的動作是你在從事胸部推舉時希望保持的肩膀位置。

如果你沒有注意此姿勢，隨著你的肌力在運動組間減弱，動作會變得較難進行。肌肉開始疲勞時，許多客戶會開始把手臂內收、肩膀聳起，試圖將他們胸肌的負重轉移到斜方肌上。

即使是最棒的健美選手在訓練時，也常常看到隨著運動愈來愈費力，他們會不自主地出現聳肩的動作，以徵召斜方肌來完成動作。這種傾向就是有些人的背部中央，兩塊肩胛骨之間會發展出疼痛的原因。當他們進行胸部推舉時，因為最終啟動了菱形肌使肩胛骨彼此靠進，所以他們可以啟動斜方肌去承擔重量。

此外，如果一位訓練者已經在進行胸部推舉，我們不見一進行上斜或下斜推舉。有些訓練者希望練出厚實的「上胸」，認為上斜推舉的動作是對胸肌施予壓力的最佳方法。他們犯的錯誤是混淆了胸小肌與上胸肌。許多訓練者以為胸肌的上方區域是胸小肌，但事實上他們指的是胸大肌的鎖骨部分。

胸小肌位於胸大肌下方，並且附著於幾根不同的肋骨上，向上在關節盂處進入肱骨。當你上臂伸直時，胸小肌會幫助你的肱骨內收。所以，在執行胸部推舉的時候，胸小肌與胸大肌原本就已高度啟動。

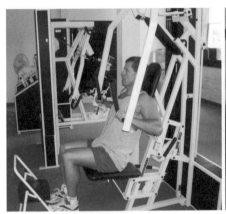 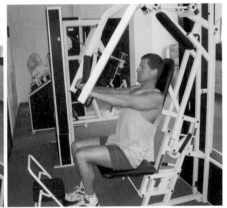

胸部推舉（開始與結束位置）

五大鍛鍊③ 下拉

接下來進行的動作是下拉。將手臂擺在前方，而非兩側，使用反手抓握的手柄，手掌間距比肩膀略窄。這種手柄較適合是因為它比起大多數平行抓握的機器提供了更大的活動範圍，這樣除了能把肱骨擺放於身體前方外，還能避免它外展和外旋。

當肱骨外展或外旋時，往往會關閉肩峰下的空間，那是關節盂所在的位置，會使得旋轉肌群更容易受到夾擠。使手臂保持在身體

前方還能使軀幹前方的肌肉組織，包括腹部肌肉再多承重一點。（見圖 4.1）

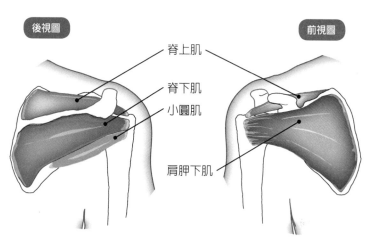

後視圖

脊上肌

脊下肌

小圓肌

前視圖

肩胛下肌

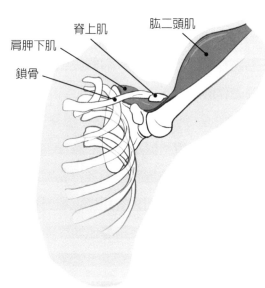

脊上肌

肱二頭肌

肩胛下肌

鎖骨

圖 4.1 旋轉肌群：注意骨橋上方的狹窄空間；進行下拉（或過頭推舉）時，任何試圖打開手臂的動作都可能導致旋轉肌群被壓在骨橋下面。

參與的肌肉結構：如有適當進行，下拉運動幾乎徹底啟動了所有軀幹肌肉組織，前後皆是。除了訓練上背部的闊背肌外，這項運動還大量使用了其他肌肉群，尤其是負責抓握的肌肉或前臂的屈曲肌。

此外，二頭肌也有很大程度的參與。儘管多數人透過單一關節動作（如槓鈴彎舉）來訓練二頭肌，但是二頭肌同時跨越手肘與肩關節，所以從事下拉這個使用手肘與肩關節旋轉的動作，你也讓二頭肌參與其中。下拉進一步會強烈啟動胸肌的鎖骨（上）部分，就是肱骨從伸展旋轉到收縮位置所使用的部位。

注意，下拉動作的最初十五到二十度角是透過胸肌的鎖骨部分啟動的。

用力下拉並維持肱骨向中線內收需要胸肌的參與，在很大的程度上甚至還使用了三頭肌。一旦你的雙手移動到與頭頂齊平的平面時，你就啟動了三頭肌的內側頭，以使肱骨向下朝軀幹平面旋轉。

在整個活動範圍內，你也完整啟動闊背肌、菱形肌和斜方肌來幫助將橫槓拉下。最後，你的腹肌會承受很重的重量，尤其是在進行驟降動作的時候。

動作執行：從手臂完全伸直、高舉過頭的姿勢，下拉手柄使其往下移動到你的胸部頂端，維持收縮三到五秒，再使手臂回到伸直的姿勢。我們通常會要求客戶挺直地坐在椅子上，一旦將手柄下拉至完全收縮的位置，我們將指導他們驟降。

我們所謂的「驟降」不是單純地往前靠，而是以線性方式將肩膀朝臀部的方向下壓，像垂直捲腹一樣。這種驟降動作會藉由腹部肌肉的收縮，稍微縮短胸骨與恥骨之間的距離。當訓練者在驟降位置完全收縮時，我們會要求他們維持三到五秒，再慢慢讓手柄回到伸展位置。隨著手柄回到頭頂上的位置，我們會告訴訓練者想像自己在一個水平面將手往外推；這往往能夠更有效地使闊背肌負重。

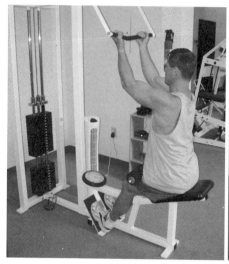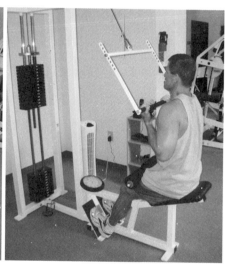

下拉（開始與結束位置）

五大鍛鍊④ 過頭推舉

下拉訓練結束後，應該進行過頭推舉。若能正確執行此動作，上半身關於「推」的動作的所有肌肉都參與其中，類似於胸部推舉所使用的那些肌肉。

參與的肌肉結構：執行過頭推舉時，你的三頭肌會強烈參與，而三角肌甚至是胸肌也有相當程度的參與。因為動作方向的關係，在疲勞過程中三角肌的徵召比胸大肌更早、更積極；儘管如此，因為徵召與疲勞的順序行，胸肌仍有很大的參與程度。

動作執行：執行過頭推舉時，手臂高舉過頭的時候，必須讓雙手在你的前面，而不是兩側，最好使用平行手柄。平行手柄有助於維持你的上臂內收朝向身體中線，尤其是在進行上推動作的時候。

如果你從事過頭推舉的機器會讓你的手肘往兩側張開，你的手臂會朝外外展，因此你的肩膀就會向外旋轉。這個情形並不理想，因為如此一來會導致你的肱骨頭旋轉，它最寬的部分會轉到肩胛骨的肩峰下；這樣隨著你的手臂上下移動時，會造成旋轉肌肌腱的通道變得更狹窄，增加了夾擠症候群的風險。相反地，如果在執行過頭推舉時，你的手臂放在身體前面的平面，雙手掌面對彼此，你將使肱骨頭與肩峰之間有的空間，如此一來，旋轉肌的肌腱在移動時就有大量的空間，而不會受到夾擠。

一位訓練者進行過頭推舉感到疲倦時，容易彎曲下背，用肩胛骨抵著機器的背墊來試圖進行更多次的推舉。我們偏好要求客戶繫緊安全帶，並專注於將骨盆推入帶子中，好像他們嘗試將臀部從座位末端移開一樣。這麼做可以給予他們需要的力量，又不會讓他們彎曲下背或將下背擺放在一個脆弱的位置。

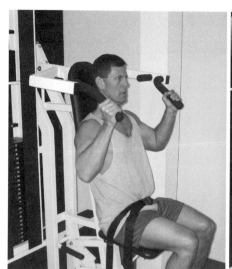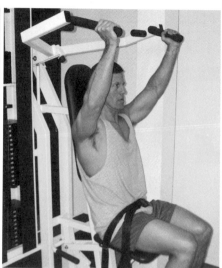

過頭推舉（開始與結束位置）

五大鍛鍊⑤ 腿部推舉

　　五大鍛鍊動作的最後一個運動是腿部推舉，它幾乎訓練到下半身的所有肌群。

　　參與的肌肉結構：腿部推舉訓練涵蓋了腰部以下的整個下半身，尤其強調臀部的肌肉組織。大腿後側的膕旁肌及大腿前側的股四頭肌也會大量參與此動作；而且某種程度上，踝關節也會旋轉，因而徵召並使腓腸肌參與負重。

　　有許多腿部推舉的機器可以選擇，且角度各有不同。每台腿部推舉機都可以達到訓練下半身的功效，但是角度與線性距離愈遠，你移動的阻力就愈小。鸚鵡螺與麥肯的腿部推舉機則是例外，它們會利用偏位凸輪適當地改變阻力。

動作執行：當你縮著身子坐進機器時，腿部推舉機應該調整在你的大腿會與天花板垂直的位置。你的髖關節的屈曲角度應該略大於九十度，而你的膝蓋應該盡可能接近九十度的彎曲。

現在緩慢並平穩地將雙腿推到接近鎖死的位置。你不會希望膝蓋鎖死，因為骨頭碰撞在一起時會造成肌肉張力的喪失。由此姿勢進行緩慢的轉換或反轉方向，你的雙腿現在要彎曲回到它們的起始位置。當你接近起始位置時，稍微讓重量接觸到配重片，讓它發出輕輕的聲音，然後再轉回雙腿伸直的姿勢。此動作（包括方向轉換）應該以流暢、平穩、圓弧的動作進行。

請注意，最好手掌打開握住支持手柄，因為進行腿部推舉時，過度抓握不但沒有訓練效果，還可能導致不必要的血壓過高。

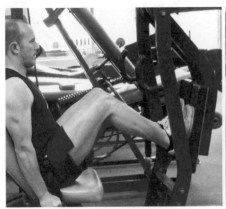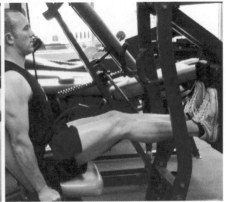

腿部推舉（開始與結束位置）

自由重量的五大鍛鍊動作

因為不是每個人都可以使用到上述的機器，以下是使用自由重量就可以有效進行的五大鍛鍊動作。

槓鈴屈體划船：屈髖，握住槓鈴，雙手與肩同寬。膝蓋略微彎曲，以免拉傷下背部。慢慢地將手臂往上舉，直到槓鈴碰觸到你的上腹部。在此完全收縮的姿勢下暫停，然後緩慢地將槓鈴放回起始位置。重複你的持續負重時間。

注意：持續負重時間（Time under load）或者縮寫為 TUL 是以時間為單位，和反覆次數一樣都是訓練的相關元素；在這些動作描述內容中，和反覆速度一樣都已解釋清楚。

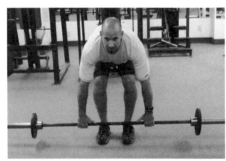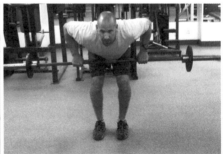

槓鈴屈體划船（開始與結束位置）

站立過頭推舉：手掌與肩同寬握住槓鈴，手掌面向前面，將其往上抬到你的肩膀高度。背部保持挺直，慢慢地將槓鈴高舉過頭。與槓鈴划船不同，不要在動作完全收縮的位置上暫停，因為你的手臂會完全鎖死，使得負重離開肌肉，來到骨頭相接處。緩慢地降低槓鈴到你的肩膀處。反覆進行，盡可能取得 TUL。

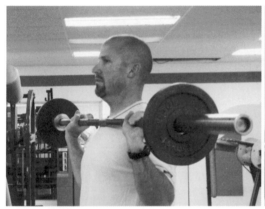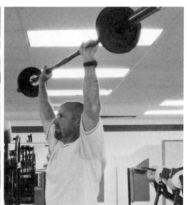

站立過頭推舉（開始與結束位置）

槓鈴硬舉：保持你的背部直立，雙腿彎曲好像你正坐在一張椅子上一樣。整個動作過程中，你的手臂都應該保持完全伸直的狀態。手掌與肩同寬握住槓鈴。你可以採取兩手皆面向你的脛骨或一手面向脛骨，另一手面向前方的抓握方式。現在，使用你腿部肌肉的力量，慢慢站直，如此一來你會完全直立。不要在此姿勢下休息，而是慢慢反轉方向，確保你的背部挺直、頭抬高，直到槓鈴回到起始位置。反覆進行，盡可能取得 TUL。

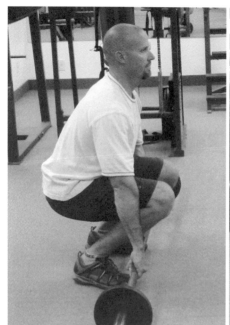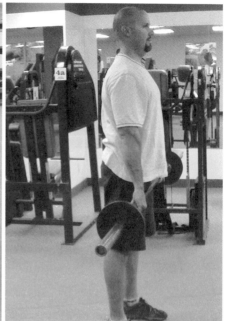

槓鈴硬舉（開始與結束位置）

臥推：執行此動作需要能支撐身體的平板凳，還有最好能有深蹲架。使用深蹲架的優點是可以裝設保護槓，當你達到肌肉力竭時，不會被槓鈴壓住。俯身躺好，從掛勾上將槓鈴舉起，推舉至你的胸口上方，直到手臂鎖死。

不要在此位置停留；否則將會與過頭推舉一樣，因為手臂鎖死，使得負重轉移到骨頭關節處，而不是由負責將手臂移動到該位置的肌肉組織所承受。緩慢下降槓鈴直到它置於深蹲架的安全槓上，然後再次緩慢地推回到剛才手臂鎖死的位置。反覆進行，盡可能取得 TUL。

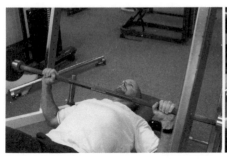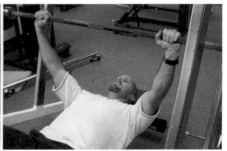

臥推（開始與結束位置）

深蹲：槓鈴深蹲是一種絕佳的下半身訓練動作，但是槓鈴放在一個人的頸背可能會導致壓迫的問題。此外，肌肉力竭的當下，除非你是在深蹲架或史密斯機內進行訓練，否則你會被壓住而且很可能會受傷。

執行動作時，將深蹲架的保護槓設定在膝蓋彎曲九十度的對應點上，代表動作的最低位置。現在站到槓鈴下方，此時槓鈴會擺放在脖子基部的斜方肌處，而不是直接壓在你的脖子上。腿伸直，如此一來，使槓鈴從支撐著它的掛勾（深蹲架的頂端）上抬起，接著後退一步。你的雙腳要與肩同寬，而你的背應該是挺直的。緩慢彎曲你的膝蓋，保持背部直立，直到肩膀上的槓鈴輕微碰觸到你設定好的保護槓。速度不要快，而是有控制地下降。一旦稍微碰觸到保護槓，你就可以慢慢地轉向並伸直雙腿，直到你回到起始位置。反覆進行，盡可能取得TUL。

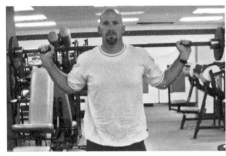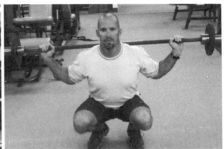

深蹲（開始與結束位置）

動作的速度

　　我們主張你以緩慢的速度來重複這些訓練動作。科學文獻累積的數據絕大多數都顯示快速的動作會降低力量提升的效果。[2] 原因是動作愈快，動量會促成重量的移動，而非促進肌纖維的參與。[3]

　　由生理學家兼肌力訓練的指導者偉恩‧韋斯柯特進行的一項研究，受試者年齡介於二十五到八十二歲之間，他們被分為兩組，一組接受緩慢的訓練模式，而另一組則是較快速、更傳統的訓練模式。十週後，較慢收縮組的受試者的整體力量增加了 59％，而較快收縮組的受試者則增加了 39％。[4]

　　你的目標不只是將一個重量從 A 移動到 B，而是侵入或衰弱肌肉。你愈能有效使一條肌肉負重，你就愈能有效地侵入它。除了增強肌力外，使用控制的節奏去行訓練可以大大地減少受傷的風險。[5] 因此，就正面適應的有效性和提供更好的刺激來說，建議用較慢的速度做動作。

　　你應該多慢地舉起和降低重量呢？我們建議你盡可能緩慢地移動

重量，不要慢到在移動的過程中多次停頓就好。移動的節奏取決於你所使用設備的力量曲線的準確度、設備的摩擦力以及你天生的神經效率。有些訓練者會發現自己能夠以十五秒鐘向上，十五秒鐘向下的節奏進行完美、平穩的動作。有些則發現自己每一次反覆的節奏不能慢於五秒鐘（五秒鐘向上、五秒鐘向下），否則動作就會變得很不平順。

我們對於動作節奏的基本原則是只要你能盡可能緩慢地移動，而不會陷入中途停頓又啟動的狀態，那麼該節奏就是你的正確節奏。你甚至可能會發現節奏隨著不同組數而有所改變。舉例來說：如果你從事的動作一開始很困難，但結束姿勢很輕鬆，那麼困難的開始將代表一個需要克服的重大阻礙或障礙點。

因此，你可能以八秒的節奏開始，使動作進行非常平順，但是因為遇到了障礙點和需要多費一些力氣，平穩的節奏可以必須改變為六秒或五秒才得以維持。所以再次強調，盡可能緩慢地對抗阻力，不要讓你的動作慢到變成一連串的停頓再啟動就好。

持續負重時間

傳統上進行訓練時，為了判斷表現與評估進展，訓練者會專注於計算自己在某個重量或負重下重複進行的次數。我們主張以計時一組運動從開始到肌肉力竭的時間來取代，我們稱此測量為「持續負重時間」，有人也稱它為「到力竭的時間」或「肌肉受張力的時間」。無論你選擇怎麼叫它，採用這種方式可以讓你微調自己的訓練表現。

例如：你平均十秒鐘向上，十秒鐘向下，這就代表你在一次的反覆次數中，肌肉負重的時間為二十秒。現在，假設你從事一項訓練時，第一次動作重複六次後到達肌肉力竭，第二次也是重複六次達到肌肉力竭，但是你第一次的持續負重時間為一分三十秒，而第二次為一分四十秒。

如果你只有計算重複次數，那麼你將錯過代表力量增加的那多出的十秒鐘。持續負重時間讓訓練者看出進步的更小變化，而用別的方法可能會沒有發現；還可以讓訓練者對阻力的增加進行更細緻的微調。

呼吸法

每個動作過程中，呼吸都應該持續和保持自然，而且嘴巴應該要張開。當一項運動變得困難且乳酸開始堆積在你的肌肉內，導致有「燃燒」的感覺時，你應該故意加快呼吸或過度換氣，這個步驟將幫助你打斷想要閉氣和伐式操作的衝動。伐式操作就是一個人在用力時閉氣；技術上來說就是關閉聲門或聲帶，或是吸入一大口空氣進入胸腔後，用力推動去抵抗它。我們不希望你這樣做有幾個原因：

1. 它會使血壓不必要地上升。
2. 它增加了靜脈循環的血管內壓力。
3. 它增加了胸內壓，如此一來會減少靜脈血回到心臟。
4. 在肌肉內，閉氣提供了一個內部機械輔助，所以健力選手會閉氣以創造新的紀錄。然而，這樣做將破壞我們疲乏與侵入肌肉的目標，因為它在本質上會干擾這個目標。因此，閉氣不僅會造成潛在的危險，也與我們試圖達到的侵入過程背道而馳。

肌肉生長過程

引發正面適應改變的刺激包含許多因素。無疑地，其中具有強烈的心血管成分，因為你的心肺系統會輔助肌肉的機械功能。因此，肌肉作功的強度愈高，心血管和呼吸刺激的程度就愈高。另外還有大量累積的疲勞副產物，因為像是乳酸等代謝產生的廢物在身體中其累積的速度比被排除的更快。

這些作用創造了一種環境，會釋放生長因子，並且刺激了肌肉生長的第一階段。[6] 負荷或重量也是此過程的一部分。接觸較重的重量會導致細微細胞損傷，啟動肌肉適應，而且似乎對刺激肌肉和骨骼礦物質密度的增加至關重要。[7]

正在訓練的肌肉接受侵入機制或變得衰弱時，所有這些因素都會出現並有助於刺激過程。

在使肌肉組織變弱的過程中，高強度的肌肉收縮帶來正面改變的有力刺激。[8] 因此，所有訓練者必須清楚明白自己努力達成的目標為何。我們發現使用侵入圖示（圖 4.2）可以相當有效地解釋這個過程。

一組訓練開始時，你的力量尚未消耗；我們稱其為 100 單位的力量。你不會選擇 100 單位的阻力去對抗你的力量，而是選擇 75 單位。若要侵入過程發生，你的肌肉必須接觸有意義的阻力，介於你初始力量的 75 至 80％之間。如果你選擇的阻力過輕，肌肉復原的速度會比

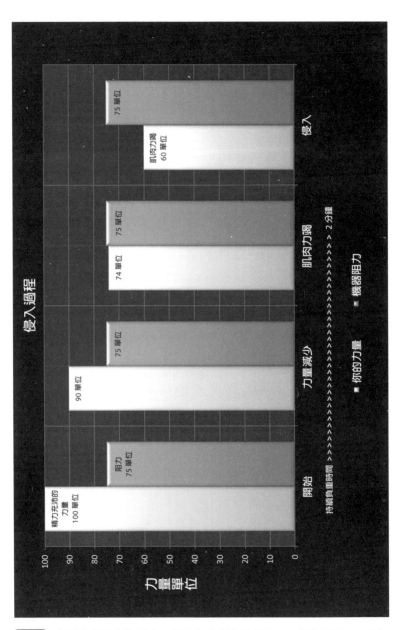

圖4.2 此圖說明了當你從事一組動作會發生什麼事。X 軸為時間；y 軸為力量單位。灰色長條代表維持在七十五單位的機器阻力。每組的白色長條則表示該組的進展和不斷減弱的肌肉力量。

疲勞的速度更快，導致侵入過程不會發生。你要用緩慢的方式持續進行反覆次數。如果此設備的凸輪規範正確且摩擦力低，我們通常會建議你做十秒的正向或上舉階段，然後十秒的負向或下降階段。這種較慢的速度可以消除動量、增加安全性，並且在整組訓練過程中，讓你的肌肉維持負重。

每過一段時間，你的力量就會減少，結果你的力量輸出現在開始下降，而你的疲勞速率和纖維參與增加。現在最初的 100 單位的力量已下降了一些，但是你的肌肉仍然比你正在反覆移動的 75 單位的阻力強壯。你現在感覺到反覆動作變得愈來愈困難。你的身體本能上不想要疲勞地如此快速，而且你開始接收到負面回饋，通常是表現出停止訓練的的強烈渴望。

儘管如此，你堅持下去，試圖維持肌肉的持續負重和提高你的專注力，以免破壞動作型態並讓肌肉脫離負荷。隨著困難程度增加，你可能會變得焦慮，因為你察覺到肌肉力竭離自己愈來愈近。這種焦慮是一種正常的反應。

此時，你會開始真正的掙扎，而你的教練應該在你移動阻力的時候，藉由鼓勵你不要加速、休息或停頓試著讓你保持專注，那些行為會使肌肉脫離負荷並休息，這與你努力想達到的目標恰恰相反。如果當下你沒有受人督導，你很可能在此重要關頭放棄，但是在有人督導的情況下，你會被鼓勵再多進行一次重複。

最後下反覆次數的正向階段現在變得很困難，可能需要花上你十五、二十，甚至是三十秒來完成。當你開始緩慢地反轉方向和下降阻力時，該重量開始超過你的肌力。你試圖再進行一次正向動作，但是該重量沒有移動。你的教練告訴你在他數到十之前試著收縮抵抗阻力。

　　你的疲勞速率現在快速增加，而你的肌力持續減弱，已經遠低於阻力的重量。教練數數完畢後，你立刻卸除重量。這組動作結束時，你的肌力已經比開始這項動作時減少了將近 60％，成功造成 40％的侵入。

　　上述整個過程的時間大概是兩分鐘，但是在那段時間內，你的肌肉變弱了 40％。這種情況對你的身體是一個嚴重「威脅」，因為身體並不知道你只是在健身房中將一個重物舉起和放下，它以為你正在與一隻山貓奮戰。

　　對身體而言，這是一次深刻的新陳代謝經驗，在此經驗的最後，它無法移動。移動性是一種保留下來的生理功能：如果你不能移動，你就無法取得食物，就無法避免變成其他掠食者的食物。這種經驗代表了一種深刻的刺激，如果給予足夠的時間，身體將透過增加力量儲備來反應，以便在下次可能遇到類似的刺激時至少還剩下一些力量。

　　當然，現在你瞭解了此過程，下次訓練時你就會使用再重一些的阻力，以刺激你的身體產生另一輪的代謝適應。

　　請記住，當你在上述過程中疲勞以及力量輸出下降時，你將感到自己的力量輸出與阻力之間的窗口開始關閉。你會產生幾乎是出於本能的恐慌，一種你不夠強壯去承受該阻力的感覺。這是那組訓練的「成敗點」。如果你瞭解你正在企圖達成更深層的肌肉力竭，你就可以戰勝想要逃避的本能。這時候的逃避可能是過早放棄並停止動作，或試圖擺動該重物以短暫逃離負重。

我們告訴客戶：「我們不在乎重量是否動彈不得，也不在乎它是否停止移動。只要用一開始的方式持續推動即可，如果它停止移動，不要恐慌：就是持續地推。最後一下是否完成一點都不重要。」你必須瞭解，你的本能與實現這種程度的疲勞互相牴觸，還有你必須在理智上戰勝你的本能來達到目的。

最重要的是，你要掌握過程的本質。要讓身體活動轉變成一種能帶來有效改變的刺激，就必須明白，在進行訓練的過程中，自己會感到有些焦慮或恐慌是沒有關係的。畢竟，運動的目的並非讓一個重量上升和下降，而是為了達到深層的侵入；為了達到你再也無法移動重物但仍然持續嘗試的那一刻。

如果你有了這種程度的理解，你將能克服會阻止刺激身體產生正面適應反應的本能。

肌肉力竭

一個合理的問題出現了：初學者應該以怎樣的疲勞為目標呢？是無法再執行下一個反覆次數嗎？還是只要感覺不舒服就停下來呢？根據我們的經驗，大多數客戶即使是初學者應該從第一次訓練就嘗試做到正面力竭。

如果你發現自己誤判應該使用的阻力，因而從事該動作超過九十秒，可持續進行到正面力竭，然後增加 5 至 10％左右的重量，讓你可以回復到九十秒的持續負重時間。

無可否認地，有些人一直以來都久坐不動，因此不習慣用力。對他們來說，整個侵入肌肉的概念非常陌生，有時候他們在尚未達到正面力竭前就放棄。

在這種情況下，我們會將他們主動「停工」的時機點作為前面幾次訓練時正面「力竭」的暫時性定義，直到他們技巧純熟，並且更能忍受讓他們達到真正肌肉力竭的不適感為止。不過如果客戶能夠接受，我們會讓他們從一開始就運動到肌肉力竭的程度。

大多時候，力竭點取決於訓練者目前的能力以及對費力不適的忍受程度。一個人一旦習慣了這種狀況，我們會鼓勵他做到暫時性的肌肉正面力竭。

我們相信這樣很安全，因為你能做到什麼程度相當受限於你目前的能力；你永遠無法強迫自己做到超出能力可以負荷的程度。

頻率

體能狀況相對良好且能夠達到真正肌肉力竭的訓練者，應該每七天做一次五大鍛鍊動作。不過有例外：身體恢復的時間間隔，需要根據初始訓練期間個人的強度標準和基線期的肌肉質量標準來確定。

一位體重一百磅（約四十五公斤）的嬌小女性，肌肉力竭的標準取決於忍受不適的能力，她可以一週訓練兩次而不用擔心過度訓練。然而，一個體格相對健壯的年輕男性，體重為一百七十磅（約七十七公斤），而且訓練時能夠達到真正的肌肉力竭，可能就必須每七到十天才鍛鍊一次。當然，體重一百磅的女性愈來愈強壯之後，最終她兩次訓練之間的恢復天數也會增加，直到她一週訓練一次或頻率更低。

七天的休息時間完全取決於一個人執行的機械作功量：重量是否有意義？新成代謝的成本高不高？有些人最初沒有能力進行足夠的機械或代謝作功，不用七天就能恢復，他們一開始可能可以受益於稍微更頻繁的訓練。

但是，在所有條件都相同的情況下，每七天訓練一次是一個極佳的開始頻率。

如果你適當地執行每件事：夠努力訓練、將運動量維持在恢復天數內可以復原的範圍內，以及適當追蹤自己的表現，你所使用的阻力應該會逐步增加，而且隨著每次的訓練，你應能以更大的重量做到相同的持續負重時間。

一旦這種情況停止發生，而你的進展出現困難，就是你需要開始增加恢復天數的早期指標，因為這表示現在你正累積足夠的肌力，而你產生的負荷量很難在之前的訓練頻率下恢復。

根據我們的觀察，大體上，來到私人訓練機構的人們會希望規律進行一項運動計畫。通常，如果你只是將運動視為例行公事，然後習慣於「這是我今天預約的時間，所以就是我運動的時候，」就無法建立長期的承諾。大部分的商業健身俱樂部中，絕大多數簽約的客戶很少持續去運動超過十二週；然而，在我們的訓練中心，客戶平均加入四到七年，其中一些人已經來十年了，因為透過可管理的運動量、頻率和規律性可以提高人們對運動的承諾，使運動變成他們的生活型態中很自然的一部份。

動作之間的休息

我們鼓勵客戶一個動作結束後，快速地轉移到下一個動作。通常他們移動和調整好下一個設備的時間為三十秒到一分鐘。迅速轉移可以達到代謝狀態的益處。

疲勞的副產物累積時，你可以使用的阻力會下降，所以隨著訓練的進展，你正在達成的相對侵入程度也隨之增加。

理想上，你從一個動作轉移到另一個動作應該要夠迅速，你應該是氣喘吁吁，而不會想與你的教練或健身夥伴聊天。轉換的步調應該讓你產生相當強烈的新陳代謝效果，但是你不應該快到感覺頭暈或噁心。

另一個極端則是你的步調不應該慢到感覺自己已經完全恢復，好像每次都是第一個動作一樣。

保持記錄

健身的紀錄表單應該要標準化，應該包含記錄訓練日期、時間、動作、阻力、坐椅位置和進行的節奏或是持續負重時間。記錄第一個運動開始到最後一個運動達到肌肉力竭所經歷的總時間也是不錯的方法。

如果你保持記錄你的持續負重時間可能還會發現，計算累積的總持續負重時間與訓練總時間的時間差，可以幫助維持相當一致的休息間距。這是透過記錄訓練總時間，接著加總所有訓練過程中的持續負重時間，用總持續負重時間減去訓練總時間而得出。剩下來的時間將相當於該次訓練的總休息時間。

此數字也不應該呈現大幅增長。例如：如果訓練紀錄顯示你的表現有顯著進步，但是當檢查總持續負重時間減去訓練總時間發現，你這次訓練過程中的總休息時間增加了五分鐘，那麼可能你的表現並不如你所想的進步了那麼多。

進步趨緩時的解決方案

我們建議你持續這個計畫，根據你的進度，持續四到十二週。如果你注意到自己的進步趨緩，那麼我們會建議將此計畫分解成一項上肢拉動作、一項上肢推動作、和一項腿部推舉。

另外一種辦法是你可以從三大鍛鍊動作中挑選一種，即從下拉、胸部推舉或腿部推舉選一種；如果使用自由重量，則可選擇屈體划船、臥推、或深蹲，和兩種輔助動作。

輔助動作可以是較小、循環進行的動作，對於恢復的影響較少。換句話說，你可以從三大鍛鍊動作中選擇一種再加上兩種較小的孤立式運動。同樣地，如果你對只進行三項運動沒有任何心理上的疑慮，那麼只要將五種鍛鍊動作減為包含一種推、一種拉，和一種腿部推舉動作的三種動作即可。

這種訓練方式將有效刺激體內的所有主要肌肉結構，不包含數十種會花費大量時間的運動，而是著重針對身體整體力量與功能的最佳運動。就節省時間與有效運動來說，這是我們找到的最有效計畫。

五大鍛鍊動作的益處

所 以現在你擁有了一個有效的運動計畫，那麼執行它到底能夠達到什麼效果呢？簡單的答案是如果你適當地執行阻力訓練，結果是增加肌肉，而對人體的最終收益則是「一切」。

支持增加肌肉組織的新陳代謝系統會隨著肌肉大小而提高本身的功能。你愈接近實現肌肉潛力，就愈接近使你的新陳代謝系統或「支持系統」的最佳潛能。肌肉組織所涵蓋的「健康」範圍非常驚人，包括處理身體廢物、血液充氧、控制胰島素濃度、改善骨骼礦物質密度、增加新陳代謝速度、減少體脂肪、提升有氧能力、提升柔軟度和大大減少受傷的機會，同時還能讓你在進行日常生活任務時大幅減少身體的磨損。所有這些健康益處皆與肌肉的增加與強化有關。

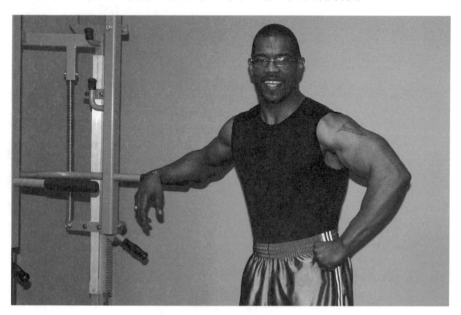

維‧弗格森，四十三歲，他是博‧萊利教練高強度訓練的客戶。他持續了超過三年的訓練，每七天從事一次四到五種的鍛鍊動作，他已經減去超過七十磅（約三十一公斤）的體脂肪，並且達到一生中的最佳體態。

　　肌肉量增加可以讓你從目前的健康狀態引發出你的基因潛能。你愈接近實現你的基因潛能，愈能享受「健康」的益處。然而，相對於你當前的肌肉潛力，健康可能低於、位於或略高於基線。沒有「超級健康」這一回事，而且你也沒有機會經歷某些基因特殊者的適能或健康狀態，反之亦然。儘管如此，對於肌肉適能與潛力位在基線以下的人而言，肌肉潛力的實現，可能比「正常」的基線標準高出幾個百分點，藉此為生活擺脫沮喪、疼痛和慢性焦慮，迎向喜悅、自由選擇、較少壓力和無疼痛。適當進行的運動是幫助你更靠近這種潛能的工具。

　　當我們說適當的運動可以增進柔軟度、心血管功能和肌力，我們的意思是它可以實現人體功能在這些方面的潛能，因而可以使人體肌肉的各種支持系統的功能達到最理想的狀態，這就是本書的目的與宗旨。瞭解這個目標以後，以下各節會敘述適當的運動如何增強或讓人體各個組成部分的健康與適能達到最佳狀態。

提升器官功能

　　醫學文獻證實，肌肉量增加在威脅生命的情況中扮演著不可或缺的角色。肌力訓練的許多好處來自以下事實：身體其他器官的功能會隨著肌肉量的增加而提升。舉例來說，如果你遭逢嚴重交通意外，必須送往加護病房，你的器官會開始萎縮的時間點取決於你有多少肌肉量。換句話說，你可以撐多久才併發多重器官衰竭或死亡與你的肌肉量有關，因為你所有其他器官的重量都與肌肉量成正比。

利用高強度訓練拯救生命

　　我的一位醫生同事患有嚴重的肺氣腫。有一晚，我值班的時候，他被送到醫院的急診室。雖然他處於呼吸衰竭的狀態，但是他不想裝上呼吸器。身為同事和朋友，我坐在他身旁並說：「如果我們不幫你裝上呼吸器，你就會死，而且今晚就會死。我知道你不想；我知道你擔心依靠它掙扎了幾週後，最終還是死亡，但是如果你撐過這一關，我想你還有好多年的大好人生等著你。」

　　他不情願地同意了，而有時候我對自己說服他同意這件事感到很抱歉，因為他確實安裝了呼吸器兩週，當他最終離開呼吸器時，因為他的肺氣腫，大部分時候都必須使用輪椅。他可以在家中行走一小段距離，如果當天狀況不錯，他可以走到門外的郵筒或私人車道拾起報紙，但是他的狀況每況愈下。

　　接著，出乎意料地，他決定來我的訓練中心。他說他想要訓練，所以我安排他從事三大鍛鍊動作：下拉、胸部推舉和腿部推舉。這種慣例的程序逐漸讓他變強。伴隨肌力的增加，他完成一定程度的肌肉訓練所需的呼吸支持量開始下降，因為他變得更強壯了。他每週訓練一次，而我們將他的肌力提升一倍。因此，他執行先前需要徵召所有運動單位才能完成並使他精疲力竭的工作時，現在只需要徵召一半的運動單位即可達成。所以現在他的心臟和肺臟只需要支持比以往少一半的運動單位的作功，也就是呼吸系統的工作量當然就大大地減少了。

　　我的同事不僅那一晚沒有死在急診室，又活了六年不需要輪椅、功能完整又充實的生活。他最後與太太搭乘了兩次環遊世界的郵輪，而且不必攜帶輪椅。儘管幾個月前差點死亡，但是他能夠跟其他人一樣看見所有的景色和體驗所有的冒險，只是因為他變得更強壯的關係。

肌肉是身體最豐富的粒線體來源，粒線體是所有細胞組織產生氧氣的構成要素。它絕對是你最有機會進行代謝適應的地方，而透過適當的肌力訓練去增加你身體的肌肉總量可以產生更多的粒線體。

— 道格・麥格夫　醫師

可以讓你的肌肉變大的運動也可以讓肌肉更強壯（反之亦然）。當你變得更強壯，日常生活中你必須從事的任何工作所產生的新陳代謝會變得較輕鬆。擁有更多力量有益於你從事所有的活動；不僅讓你做每件事都更容易，還擴大了你可以從事的事情範圍。

我們客戶注意到的第一件事是現在他們能夠從事一些之前做不到的事。例如，一位中年女性會說：「我在雜貨店竟然用一隻手就拿起了一袋十五磅重的狗食，並從購物車放到我的後車廂內。這件事令我驚訝：老天爺！我剛才真的做了這件事嗎？」同樣地，其他人也回報他們每天在日常活動中發現的收穫，像是園藝、清掃、進行房子修護和爬樓梯。一位與我們一起訓練的男士，他住在一個優美的湖邊並很喜歡划船，但是他必須下兩段很長的階梯才能抵達他的碼頭。為了幫他的船加滿油，他必須提著兩桶很重的汽油箱走下這些階梯，通常走完第一段他必須休息一下。開始肌力訓練之後沒多久，他就能夠直接走到船邊，不需要中途停下來一次，也不會感覺氣喘吁吁或用盡全力。

降低罹患腸胃疾病的風險

緩慢的胃腸道運送時間與罹患大腸癌的較高風險有關，而胃腸道運送時間已經被證實在僅僅三個月的肌力訓練後可以增加多達56％。[1] 你的肌肉量愈大，胃腸道運送時間就愈快，因此，你罹患大腸癌的風險就愈低。

增加靜止代謝

肌肉是代謝活躍的組織。任何肌肉的減少都會導致較低的能量需求和靜止代謝率的下降。沒有適當肌力訓練運動的調節，靜止代謝率每十年會減少約 2 到 5％。[2] 塔夫茨大學進行了一項研究，老年人參與為期十二週的基本肌力增進計畫，結果受試者平均增加了三磅（約一點三公斤）的去脂體重，並且平均減少了四磅（約一點八公斤）的體脂肪。受試者的靜止代謝率因此增加了 7％，相當於每天燃燒了額外一百零八大卡的熱量，或是每週多消耗了七百五十六大卡。這項研究指出每增加一磅（約零點四公斤）瘦肌肉，人體每天至少就會燃燒三十五大卡的熱量。這些新的肌肉組織將燃燒更多熱量，即使受試者處於休息狀態也是一樣。相反地，每磅（約零點四公斤）脂肪每天需要兩大卡的熱量來維持。[3]

提升葡萄糖代謝

　　有效代謝葡萄糖對健康來說非常重要。糖尿病與葡萄糖代謝不佳有關，而肌力訓練已被證實能夠改善葡萄糖的代謝，研究顯示只要經過四個月的訓練，葡萄糖的吸收可以增加 23％。[4]

恢復胰島素敏感度

　　人類需要肌肉定期性的高強度出力，否則肝醣從肌肉中排除的程度永遠不夠。如果再加上日常攝取大量的精製碳水化合物，會產生無法再儲存於肌肉內的葡萄糖。因為沒有利用足夠數量的糖解纖維，肌肉已經裝滿了葡萄糖，葡萄萄因而開始堆積於血液中，使得身體的胰島素濃度上升。因為葡萄糖無法進入肌肉細胞，細胞表面的受器會變得對胰島素不敏感。身體接著製造更多胰島素，現在血液中充滿了大量的葡萄糖和胰島素。那些葡萄糖會被運送到肝臟，而肝臟在面對高濃度的胰島素時，會讓胰島素與三酸甘油酯結合，所以未來攝取的所有碳水化合物都只會分配給脂肪儲存。

　　即使你的肌肉細胞變得對胰島素不敏感很久之後，你的脂肪細胞仍然對胰島素敏感。因此，沒有從事高能量運動的人會有大量的三酸甘油酯，移動到脂肪細胞然後被轉變成三酸甘油脂，最終被儲存當作身體脂肪。

　　反轉此過程的一種最重要的方式就是從事足夠強度的身體活動，如此一來才會利用到肝醣儲存量最大的較高順序纖維。這樣會導致腎上腺素的分泌，會創造一種梯瀑式放大，從細胞中分解出大量肝醣。肝醣儲存於肌肉內的理由是為了供緊急時刻和戰鬥或逃跑情況下使用。高強度訓練可以用其他身體活動遠遠無法達成的方式來實現這個目標，觸發腎上腺素的分泌，分解出數以萬計的肝醣分子供肌肉組織當場立即燃燒。此過創造空間讓肝醣進入肌肉細胞。

這樣一來，之前堆積於血液內的葡萄糖可以移動到肌肉細胞內，而肌肉上的胰島素受器可以運作並開始變得更敏感。它們對胰島素更敏感時，血液中的葡萄糖濃度會減少，同時血液中的胰島素濃度也會下降。

減少體脂肪儲存

體脂肪減少是適當肌力訓練的另一項益處。這種阻力訓練計畫的益處來自三種因素。第一：肌肉量增加使身體的靜止代謝率上升，因此二十四小時內燃燒了更多熱量。第二：熱量在進行肌力訓練活動時也會燃燒，而且停止訓練後，身體補充能量並修復受損的組織時，也會用較快的速度燃燒熱量。第三：如前所述，當肌肉耗盡本身的肝醣後，葡萄糖會自血液中移出並進入肌肉中，降低了血液中的胰島素濃度。這時候肝臟及循環中的三酸甘油酯含量會下降。較低的胰島素濃度就會減少體脂肪的儲存。

上面提到的第三點是雙向發生的過程，幾乎與熱量平衡完全無關。因此，病態肥胖的人採取低熱量飲食但沒有從事高強度運動，而且碳水化合物又沒有足夠的限制，無法影響胰島素濃度時，他們會發現要減少體脂肪是不可能的任務。

　　負責移動體脂肪的物質是荷爾蒙敏感性脂解酶，它對腎上腺素與胰島素特別敏感。在腎上腺素的作用下，荷爾蒙敏感性脂解酶會將脂肪酸移出脂肪細胞供緊急能量使用；但是當胰島素存在時，荷爾蒙敏感性脂解酶的活動會被抑制。從事高強度肌力訓練時，腎上腺素刺激了荷爾蒙敏感性脂解酶的梯瀑式放大，使脂肪酸從脂肪細胞中釋放出來，從而開始脂肪動員的過程。此結果是高強度運動本身帶來的益處，與熱量平衡無關。

調節膽固醇濃度

　　高強度肌力訓練已證實對膽固醇濃度具有正面影響，只要幾週的肌力訓練就可以改善血脂狀況。[5]胰島素在很大程度上也扮演了重要角色，因為它是一種促發炎型的荷爾蒙，因此若與高濃度的葡萄糖結合，會對組織造成更多氧化傷害，產生出一種全身性的發炎狀態，特徵是血管壁上的大量發炎，必須立刻修補。膽固醇是人體內普遍存在的荷爾蒙，相當於生物灰泥或填泥料；當血管壁發展出發炎狀況時，發炎處就會用膽固醇去進行修補。

　　低密度脂蛋白與高密度脂蛋白基本上是指攜帶膽固醇的蛋白質密度。要瞭解這兩種脂蛋白如何運作，就必須檢驗血液如何流動。血管中央部分的血流速度會比周圍稍快一些。如同河中的葉子傾向於流到河岸邊緣一樣，密度較低的代謝產物在血液中也傾向如此。因此，當身體需要將膽固醇帶至血管壁以修補發炎區域時，它會安排低密度膽固醇去進行這項工作。

另一方面，如果人體需要把膽固醇帶回肝臟進行處理，則最好經由中央循環來達成，如此一來，膽固醇將不會黏在血管壁上。因此，這種情況下會安排高密度膽固醇將所有循環中的胰島素帶入中央循環以加工成其他成分，包括荷爾蒙合成。這種情況下你的身體需要高密度脂蛋白去攜帶膽固醇通過血管的中央部分，而不是周邊部分。所以，高密度脂蛋白與低密度脂蛋白的比例在很大程度上是身體發炎狀態的間接指標。恢復胰島素敏感度可以減少全身性的發炎狀態，降低血管壁的發炎程度，因此膽固醇也較不需要為了修補目的而透過低密度脂蛋白分子去運送。

從這個角度來看，高膽固醇其實是一種症狀，而不是心血管疾病的原因。許多人不瞭解這點，因此服用藥物試圖以人為的方式去降低低密度膽固醇。企圖透過藥物去控制會產生膽固醇上升的酵素，根本就是用繩子打桌球。透過矯正潛在的細胞發炎所導致的膽固醇濃度升高才是實際的做法，如此一來，產生低密度脂蛋白的刺激會較弱而產生高密度脂蛋白的刺激則較強。那些濃度基本上是發炎狀態的間接指標或下游效應，在很大程度上與體內的循環葡萄糖和胰島素含量有關。

當然，飲食也扮演重要的角色。攝取適當的飲食是修正整個代謝症候群的第一步。攝取採集狩獵時期那種相對來說限制碳水化合物，且極度限制精製碳水化合物的飲食類型會造成葡萄糖與胰島素的高峰值，對所有這些參數都具有深遠的影響。這種影響源於你偏愛升糖素勝過胰島素，但是只有飲食還不夠，因為升糖素沒有放大的機制，一分子的升糖素只能影響一分子的葡萄糖。

再次重申，真正的治療法是高強度運動。只有它對胰島素敏感度具有重大影響，因為它所產生的梯瀑式放大會積極地將肝醣自肌肉排空，創造出一種必須提高胰島素敏感度的情況。你必須以夠高的強度訓練，才能促使糖解細胞去排空它們的肝醣儲存。你無法單獨透過飲食、在跑步機上走路或穩定狀態的慢跑來實現這個目標，因為無論你攝取了多少葡萄糖，解決這種情況所必需的胰島素量其實遠比分泌量要少得多。

降低血壓

血壓升高是愈來愈多中年人關心的健康問題。長久以來大家一直認為，重量訓練所涉及的出力對於患有高血壓的人們可能會造成問題。然而，醫學文獻顯示進行適當的肌力訓練能夠降低輕度高血壓成人的靜息血壓，而且不會造成危險的血壓上升風險。[6]

增加骨質密度

醫學文獻中不乏肌力訓練可以帶來骨質密度的顯著增加的數據。[7]適當的肌力訓練不僅讓你更強壯，而且這種力量還可以保護你在跌倒時免於遭受我們在骨質疏鬆的病人身上所看見的骨折類型。此外，如果你真的跌倒，只要你更強壯而且肌肉量夠大，額外的肌肉將發揮一種消耗力量媒介的功能以保護你的骨骼。在這個脈絡下，適當的肌力訓練確實是較好的運動方式，特別是對於老年人而言。慢跑、走路、打高爾夫球、在跑步機上跑步以及其他類似的活動，無法提供足夠且有意義的負重使身體增長出更多具保護力的肌肉。在這方面，即使是輕重量的訓練也無效。一項研究中，五十六位受試者被隨機分配到重或輕的阻力訓練，結果只有從事重阻力訓練那組受試者的骨質密度有增加。[8]

雖然肌力訓練對於預防骨質疏鬆有幫助，但是有可能伴隨年齡的骨質密度流失完全是荷爾蒙引發的狀況，因此不會受運動所影響。如果這是真的，無論你多麼適當地強化你的肌肉，這些重要區域的實際骨質密度將幾乎沒有意義。如果周圍支持的肌肉組織夠強壯，骨密度大量流失帶來的後果會比較不嚴重。耶魯大學醫學院和日本北海道醫學院共同進行的一項關節研究，該研究的作者曼諾哈．潘賈比推斷：

> 缺乏肌肉組織的人類脊柱無法承受外來的生理負重。實驗已經證實，一段從 T1（胸椎第一節）到薦骨的新鮮大體脊柱以直立的中立位置擺放，薦骨固定在測試檯上，可以負荷的重量不能超過二十牛頓，否則就會變形且變得不穩定。因此，肌肉是穩定脊柱所必需的，讓脊柱可以實現正常的生理功能。[9]

亞瑟．瓊斯花費了數年鑽研下背部的機制與肌肉結構，他證實了這項發現，並且斷言缺乏支持肌肉組織的二十歲人體脊柱，在承受相當於一個罐裝汽水的重量下就會垮掉。所以許多的髖關節骨折可能都是因為周圍支持的肌肉結構太虛弱，無法展現它的減震功能，因此無法有效消除會導致脊柱垮掉的力量。

緩解關節炎與下背痛症狀

　　飽受關節炎所苦的人有福了：肌力訓練在關節炎方面的研究已經顯示，阻力訓練可以緩解骨關節炎和類風溼關節炎的不適。10 一項研究的研究人員總結：「高強度肌力訓練在控制良好的類風濕性關節炎病患身上可行且安全，並且在肌力、疼痛與疲勞上面皆帶來顯著的改善，又不會加劇疾病活性或關節疼痛。」[11]

　　另外，很多醫學證據顯示適當地執行腰椎肌肉直接參與的阻力訓練計畫，可以幫助緩解下背部的不適，同時強化腰部的肌肉。一項針對放射痛或腿痛病人的研究中，超過一半的受試者會對肌力訓練產生反應，如同單純下背痛的病患一樣。我們關注這項研究的原因是在經由醫師頸背診所（Physicians Neck and Back Clinic，PNBC）的評估之前，這些患者平均已經看過三位醫生，並且嘗試過六種不同卻都無效的治療方法，包括脊骨按摩治療、硬膜外注射、小面關節注射、超音波、牽引、藥物和電刺激。完成的患者在出院後的那一年內，相較於使用其他被動療法的控制組，藥物使用減少了67%。[12]

　　在 PNBC 與加州大學聖地牙哥分校的綜合研究中，在只使用阻力訓練的情況下，研究人員在病況相似的脊椎患者身上取得類似的絕佳結果。此外，再次使用健康照護的比例在這兩個臨床單位也顯著地下降至差不多的水準，進一步證實了各自的結果。完成肌力訓練治療的隔年，只有12%的 PNBC 病患因為脊柱問題而需要再次進入健康照護系統。[13] 此外，一項關於下背部問題的研究也發現，針對下背部的肌肉進行十二週專門的肌力訓練後，受試者的下背部不適顯著減少。[14]

增加柔軟度

在大多數情況下，人們認為柔軟度是適能鐵三角的第三條腿，另外兩項分別是心血管刺激和肌力增進。雖然增進柔軟度很不錯，但是你不必靠瑜伽課或持續伸展來安全地獲得柔軟度。即使在健身權威人士也會對伸展度和柔軟度混淆。你要的不是更多的柔軟度，而是更好用的柔軟度，在肌肉安全的活動範圍內使用阻力，才能達到目標。

一項針對從事肌力訓練計畫的年輕人的研究中，研究人員得出這些肌力訓練的受試者能夠增加的活動範圍遠比控制組的受試者大得多。[15] 另一項研究中，四十八位使用鸚鵡螺機器進行肌力訓練的受試者，在八週的時間內在沒有進行任何伸展運動情況下，髖部軀幹柔軟度增加了二點五吋（約六公分），同時還增加了 50% 的肌力。[16]

建立適當的阻力訓練計畫時，選擇的運動應該依循肌肉和關節的功能，並且從完全屈曲到完全伸展都施加阻力。適當阻力運動應該包含在肌肉的安全活動範圍的極限處施加力量。對於某些關節來說，這可能表示我們將改善或增加該關節的活動範圍，但對其他關節來說，柔軟度的增加可能其實會造成該關節活動度的減少。例如：大部分肩關節的問題與不適都不是因為柔軟度不足，而是因為過度柔軟。肩關節周圍旋轉肌群以及三角肌的力量增強與肌肉生長，都可能在某種程度上以保護關節的方式減少肩關節的活動度。

也就是說，在整個活動範圍內從事帶有阻力的適當運動，你就做了一切你應該做的事去提高你的柔軟度。瑜伽或伸展運動無法提高你的柔軟度。反之，它們引發一種充足的狀態，那是一種肌肉拉扯的感覺，因為你把肌肉擺放在一個它無法收縮的位置，又或者你實質上是從結締組織的位置試圖把關節拉開，這樣是不健康的。

許多人可能會感傷地回想自己年輕的時候，他們相信自己當時「更柔軟」，因為他們可以「做出完美的側劈腿」，但是這種信念背後的想法有問題。我們不能再像從前那樣表現出令人印象深刻的靈活動作，是因為髖關節中的關節囊現在成熟了，而我們的大腿骨變得更粗壯。隨著骨頭的增大，髖關節囊的動作潛力現在受到更大的限制，因為它應該與成人大小的骨骼相符。請注意，隨著年齡的增長，許多狂熱於伸展動作的武術家無可避免都接受了髖關節和膝關節置換，而這是他們強行將關節置於脆弱位置的直接結果。同樣地，參與運動校隊的孩子們被教練告知隨時都要伸展，許多人因而拉傷了腹股溝的肌肉。

認為自己喪失柔軟度的成人，其實通常是喪失了功能性力量。如果他們嘗試做出一字馬，他們不會讓自己變得更強壯，反而會像其他的伸展動作一樣，他們可能透過練習與對關節創造出足夠的傷害，使它能夠產生那種程度的鬆弛後更能表現出這種花招。不過這種動作在增進柔軟度上既不理想也沒必要。

刺激心血管

幾乎每項評估適當肌力訓練對心血管影響的研究都指出，肌力訓練對心血管的影響至少與更傳統的方式相當，如跑步或其他穩定狀態的活動。[17] 這種結果很合理，因為你的有氧系統隨時都在運作，不只是你每週參加一次有氧舞蹈課程或去跑步時才運轉。不過，肌肉從事高要求的工作時，有氧系統參與的程度會更大。

請記住，心血管系統的目的是供應某些肌肉所需的營養物，並且幫助移除這些營養物消耗與利用後的副產物。心血管健康經常與有氧體能混淆，而有氧體能總是與一個特定的活動有關，如跑步或健身腳踏車。相反地，心血管系統等同於心臟、肺臟和血液供應肌肉所需的能力。根據大量的研究，心血管系統可以自阻力訓練中得到巨大的刺激和益處。

阻力訓練

一份針對較近期文獻的回顧指出，阻力訓練可能是訓練心血管系統的最佳方法。畢竟，訓練心或血管系統的唯一方法就是透過肌肉從事機械作功。顯而易見的是，肌肉作功的強度和品質愈高，支持肌肉工作的系統得到的刺激就愈大。回想一下，從生物學的架構來看，運動是作用於身體的一種刺激物；如果刺激或強度夠高，並且有機體又有適當的休息與營養，就會產生一種適應反應。因此，提高強度將產生一種更顯著且更持久的適應反應。

我們如何知道阻力訓練會產生強大的心血管作用呢？一種常見的錯誤觀念是高肌肉張力增加了周邊血管阻力，並且堵塞靜脈血液，因此抑制了靜脈回流，然後將降低心輸出量。這種理論一點都不合理。靜脈回流很大程度上是依賴肌肉收縮以將血液送往中央。強而有力的肌肉收縮應該會增進而非抑制此過程。此外，強烈運動期間所釋放出的兒茶酚酶會造成腸道的血管收縮，同時刺激肌肉內的血管舒張，這種靜效應會減少周邊阻力。周邊阻力減少結合靜脈回流增加將促進心輸出量。另外，舒張末期壓力的增加會增強冠狀動脈灌注，因此即使是冠狀動脈狹窄的人也能進行有意義的運動。（看圖 5.1）

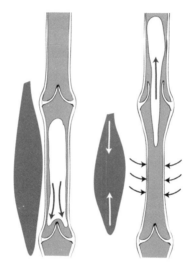

圖 5.1　肌肉收縮透過單向瓣膜將靜脈血液擠回心臟右側。

與這點有關的證據來自《美國心臟病學》（*American Journal of Cardiology*）一九九九年六月那期的一篇文章。該文章顯示一組研究人員利用右心導管術對穩定鬱血性心臟衰竭的患者從事高強度腿部推舉運動期間的血液動力學變化進行測量。測量結果顯示心跳率、平均動脈壓、舒張肺動脈壓與心臟指數皆有明顯增加。此外，周邊血管阻力顯著降低，而心臟做功指數和左心室排血做功指數則增加，也都顯示左心室功能的增強。[18]

這項研究證明了人們之前認為重量訓練會對心臟造成危險的假設

是錯誤的。我們總是聽人家說，進行重量訓練時，全身的血管阻力將大大增加，所以心臟現在不得不抵抗更多的阻力，而血液則被困在工作中的肌肉內。我們也聽說回到心臟的血液量會因為重量訓練而減少。

我們之後發現的是完全相反的事實：高強度肌力訓練期間，你周邊肌肉組織的血管會擴張，這樣會減少全身的血管阻力。肌肉收縮造成的擠壓實際上會將靜脈血液擠回心臟。回到右心的血液量決定了從左心打出來的血液量，而心臟收縮時從左心打出的血液量則決定了舒張期倒流回到主動脈底部的血液量，換句話說，就是被動沖入冠狀動脈的血量，因為冠狀動脈源於主動脈底部（看圖 5.2）。冠狀動脈血流量與靜脈回流直接相關，因為此血量會決定左心打出的血量，因此反過來說就決定了沖入主動脈底部的血液量（看圖 5.3）。所以肌力訓練可以說是一種增進冠狀動脈血流量的運動形式，方法是減少全身血管阻力。

透過肌力訓練，你既能提高冠狀動脈血流，同時又能減少心臟必須對抗的阻力。證據很明確：從心血管角度來看，肌力訓練是一種既

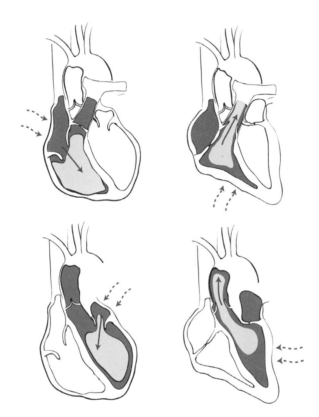

圖 5.2 這些強烈肌肉收縮增加了靜脈回流，導致更多血液流經心臟。

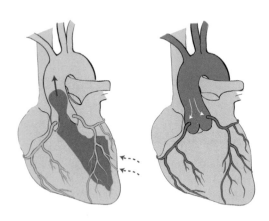

圖 5.3 從主動脈打出的血液量增加會使心臟放鬆週期期間倒流的血液量增加。這種倒流的血液量增加會造成流入冠狀動脈的血液增加，而冠狀動脈源於主動脈底部。

安全又最有效的運動方式。美國心臟協會甚至將肌力訓練列為心臟復健的主要方式之一。它的這則聲明表示支持肌力訓練的證據有多麼強大。正如美國心臟協會在二〇〇七年八月二號發表於它們的期刊《循環》（*Circulation*）上的科學聲明一樣，要使一個保守的機構改變立場，需要大量的客觀數據才能辦到。

周邊效應

除了對心血管系統有無可否認的影響外，阻力訓練主要透過肌肉力量對周邊適應產生重大影響。醫生總是告訴患者只要從事日常活動，如走路、走樓梯、園藝和庭院裡的工作就有助於維持心血管健康。不幸的是，與老化相關的肌肉喪失可以破壞一個人從事那些活動的能力，但是阻力訓練可以預防，甚至逆轉肌少症。[19] 此外，當一條肌肉變得更強壯，就能以更少運動單位來執行一項特定任務，因而降低對心血管系統的要求。適當進行的肌力訓練計畫不僅會給肌肉組織帶來高程度的負荷，因此對心血管造成強大的刺激作用，還同時產生了血液動力學的變化，將心臟缺血的風險降到最低，以強化肌肉的形式產生了最強烈的周邊變化。[20]

最佳阻力訓練計畫

那麼，最佳阻力訓練計畫應該是高強度但低力量，這樣一來，不但可以獲得運動的益處，又不會有受傷的風險。拉高強度也有幫助，因為訓練的持續時間必須縮短，也就代表運動之間的恢復時間間隔可以拉長。短暫且頻率不高的運動方案已證實對任何長期持續進行的運動計畫都大有助益。

在我們的訓練中心，我們使用較慢的動作速度以及較輕的重量，在某些情況下會採取一種超慢方案，包括舉起阻力的過程超過十秒鐘，然後放下阻力也超過十秒鐘。這種過度緩慢的移動速度可以提供兩個益處。一、透過緩慢的移動，重量無法在自己的動量下移動，因而增加肌肉的負重和此運動的強度。二、緩慢的動作消除了加速度。因為力 = 質量 × 加速度，所以我們可以大幅減少受訓者會遭遇到的力量。

超慢方案最初是用在骨質疏鬆的病患身上。[21] 它可以有效提高強度，對大多數訓練者而言，大約十二分鐘的訓練搭配七天的恢復時間間隔已證實為最佳模式。我們在十二到二十週左右就能夠使受試者的肌力加倍。偉恩・韋斯柯特博士執行的研究比較了超慢方案與標準重複速度阻力訓練，然後發現超慢方案組受試者的肌力多增加了50％。[22] 研究人員非常訝異，所以他們之後重複了此研究，並且能夠重現同樣的結果。[23]

　　在第四章中描述的訓練代表了我們心目中的完美運動。它以其他運動形式無法比擬的方式達成了我們概述的所有內容，同時也是應用範圍最廣的一種計畫。這不是說只做肌力訓練就能讓你變成一位傑出的田徑運動員。如果你想要達到特定的代謝適應，你只能藉由練習那項特定的代謝適應來達成。例如：假使你希望自己擅長一百碼短跑，而你希望自己的新陳代謝可以特別適應該項運動，那麼這就是你必須從事的練習。如果六個月後你想參加十公里的長跑，那麼你必須培養專門適應那項活動所需的技能。

　　然而你必須明白，你不必靠慢跑十公里或上瑜伽課或每天從事跑步機、健身腳踏車或橢圓機等運動來增進你的心血管系統，而且能夠從事這些活動並不會使你更健康或更長壽。除了適當的肌力訓練外，幾乎所有形式的運動，都會因為不斷累積的力量，而很可能破壞你的健康。

　　顯而易見的是，適當肌力訓練對你的健康與適能水準皆有顯著的益處，而且絕對不會讓你受傷或破壞你的目標。當然，你可以繼續照慣例訓練，抱著自己十公里能夠跑得更快或參加馬拉松比賽的期待，同時希望你的關節和結締組織可以撐過去。你可以達成必要的特定代謝適應，以在這些方面表現良好，但是請記住，那些代謝改變發生都發生在肌肉內。

增加身體對訓練的反應

蛋白粉、維生素和礦物質等營養補充品，都不能夠刺激肌肉生長，這點常讓很多人訝異。一九七五年，哈佛醫學院教授阿爾弗雷德‧戈德堡在實驗室中進行了一項研究，結果被剝奪所有食物的白老鼠出現了異常的肌肉生長，前提是牠們的肌肉事先進行過激烈運動。[1] 雖然這只是個關於老鼠的有趣資訊，但傳達出來的事實是，哺乳動物的肌肉組織在受到高強度的刺激後，即使在飢餓的條件下仍然會生長。

因此，讓訓練帶來最佳結果的首要條件不是跑到最近的保健食品商店購買補充品；而是確保訓練有達到足夠的強度，讓身體可以產生期望中的適應性反應。一般來說，無論受試者是老鼠或人類，如果能做到這點，肌肉就會生長。

五大基本動握的訓練方式會對身體帶來巨大刺激，絕對能夠使生長機制發揮作用。一旦發生，你的身體將產生適應性變化，反應在肌肉變更大、更強壯，以及支持肌肉的新陳代謝系統的提升。這是一種生物過程，如同所有生物過程一樣，它需要時間，平均最多七天。許多人會對這種「等待」時期感到挫折，特別是那些追求「立即」結果的人。唉，肌肉生長不是一種立即的過程，不是採取適當訓練刺激就能生成的結果。必須應用適當刺激加上足夠時間才會有成果。如果沒有足夠的時間讓身體對高強度訓練刺激產生反應，那麼身體就不會產生適應。同樣地，如果訓練刺激的強度過低，無法啟動身體的生長機制，那麼即使你等到海枯石爛，身體也不會產生任何東西。

留心需求

身為一位輪班制的急診室醫生，我知道我對一次訓練的反應，還有我的恢復能力，很大程度上與我的班表有關。如果這週我兩天白班，兩天從下午五點上到凌晨一點，一天從下午三點到晚上十一點，然後是一天白班，隔天接著是大夜班，我那週的恢復能力將會很差。這種導致恢復不佳的因素需要考量。

規律的睡眠週期，也就是每晚可以獲得七到八小時的睡眠，對促進恢復能力和身體對運動刺激的反應有巨大的幫助。我想那是因為我們用來處理壓力，尤其是皮質醇的荷爾蒙會以特定的晝夜循環釋放出來，大約在下午二到三點之間達到高峰，凌晨又是另一次高峰。下午二到三點皮質醇濃度下降解釋了為什麼許多歐洲國家在那段時間有午睡的習慣，在那段時間內幾乎一切都停擺。如果你能夠留意身體的這些自然需求，你就能夠增進自己在經歷運動刺激後的恢復能力。

— 道格・麥格夫　醫師

　　儘管如此，許多訓練者在可以從事下次訓練的等待期間，會擔憂自己「做得不夠」。他們的擔憂是沒有必要的，因為訓練者在休息時間能做的最佳事情就是關注身體的需求，確保身體能以最佳的狀態太萊預期中的反應。

充分休息

要讓身體在訓練之後產生期望的反應，必須確保身體有充分恢復，而經過高強度訓練之後，對身體恢復的最大幫助之一就是充足的睡眠。[2] 睡眠中身體得以恢復，這個時候身體很放鬆，而且修復過程可以持續進行不被打斷。

充足的水分

充足的水分補充對身體有好多好處。肌肉組成大約 76% 是水，而且補充足夠的水分會使你的循環血量最大化。這個益處讓身體得以運送最多的營養給恢復中的肌肉，同時收回因為強烈肌肉收縮而積累的廢物。針對肌力訓練與運動員進行的研究已經證實，適當的水分補充有助於顯著提升恢復能力和增進肌肉表現。

充分水分補充的重要性似乎每天都可以在全世界的急診室中看見，尤其是在口渴機制受損的年長者身上。他們開始生病的常見轉折點就是沒有補充足夠的水分，這樣會妨礙血流運送足夠的氧氣給身體組織。脫水導致血量減弱，血液無法再灌注足夠的氧氣給組織，使組織酸中毒。這種情況一旦發生，新陳代謝就會幾乎完全以糖解的方式進行，因而產生乳酸。同時，酸中毒的後果是血壓下降，造成急性疾病。許多這樣子的老人家從當地的療養院被送到急診室時，看起來就像快死了一樣，但是只要主治醫生在接下來的二到三小時內給予他們一公升的靜脈注射液，他們就會醒來而且神智清醒，完全沒有任何身體不適的症狀。

適當水分補充的另一項重要的附加好處是，身體對阻力訓練刺激的適應某種程度上會影響荷爾蒙的適應。[4] 荷爾蒙是否循環到適當的受器，對任何荷爾蒙的作用都非常關鍵。

如圖 6.1 的說明，體內任何細胞壁都包含所謂的磷脂雙分子層。這種雙分子層是由脂肪酸組成，具有親水性的頭部與疏水性的尾部。每個細胞膜都包覆著細胞的內含物。細胞的內部和外部都是水性的。親水性的頭部向外朝向細胞外液，向內朝著細胞內液。這是透過細胞壁內部彼此相對的疏水尾巴的兩端形成的現象。因此，荷爾蒙的受體會被夾在細胞壁的內部，因此它們可以突出細胞的內部和外部，這取決於與它們互動的對象。

如果你的水分充足，荷爾蒙會循環到必要的受器處以進行最佳反應。此外，細胞質也會有最多的水分補充，代表這些相同的受器就像它們位於細胞膜表面一樣，可以變成最大的凸面，伸入荷爾蒙正在循環的環境中，因此能夠讓最高濃度的荷爾蒙與受器相互作用。如果你脫水，這些相同的細胞會變得有些凹陷，因為細胞質沒有充分補充水分，這時候大量位於細胞膜邊緣的受器會自循環荷爾蒙可以與之互動的外部環境消失，因此阻止了對刺激產生最佳合成代謝反應所必需的所有荷爾蒙反應。

由此可見，在接受運動刺激後，水分補充增強了人體荷爾蒙的反應力。水分補充不僅讓身體可以更有效地循環荷爾蒙，也因為細胞實際上已經膨脹，所以受器現在會被推往細胞壁外部，與循環荷爾蒙有更好地互動。

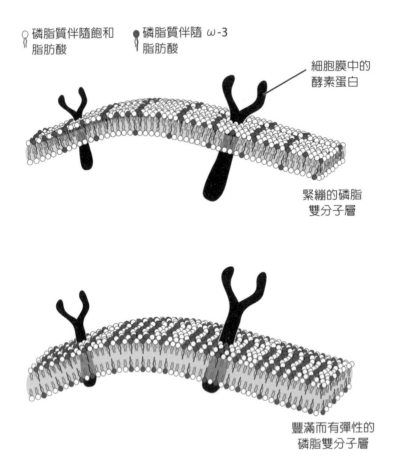

圖 6.1　水分補充的提升，將細胞膜往外推，因此提高了細胞上荷爾蒙受器的接觸機會。
ω-3 脂肪酸的增加使得細胞膜更加飽滿，因而進一步提高荷爾蒙受器的接觸機會。

如前所述，皮質醇這種壓力荷爾蒙會因為訓練刺激而大量釋放到全身循環中。身體的恢復過程需要適當調節的皮質醇，加上在恢復期間佔主導地位的非發炎性荷爾蒙和化學訊息傳導物。（這是分解代謝與合成代謝的另一個例子。）皮質醇是由腎上腺的中間層製造，又分為三類：

1. 礦皮質素
2. 皮質類固醇
3. 性荷爾蒙

醛固酮與抗利尿激素位於腎上腺最外層，皮質醇恰好位於它們下方，但是這兩層的界線不一定很明顯。如果你脫水，你將需要活化腎上腺以產生更多荷爾蒙，這樣能促進液體的保留，你的身體接著會受到刺激去分泌更多醛固酮與抗利尿激素，皮質醇因此會被牽連進去。也就是說，這些物質在腎上腺中的構造中很接近，所以如果你沒有足夠的水分，壓力荷爾蒙將被更劇烈地釋放出來。因此，充足的水分補充在恢復過程中的荷爾蒙部分扮演著主導作用。

一個人應該喝多少水才有助於恢復過程呢？適當水分補充的良好經驗法則是每天飲用約三公升的水。

充足的營養

充足蛋不過量的營養是使身體對運動刺激產生最佳反應的另一項

關鍵因素。來自食物，以卡路里形式呈現的過多營養只會令你肥胖。營養補充品中所含的卡路里也一樣，而且許多補充品已經證實會給身體帶來壓力的額外問題。與補充品相反，均衡飲食是很重要的，因為它能讓你獲得必要的營養成分，可以幫助訓練後的身體恢復，並且提供隨後生長期間建立額外肌肉的元素。更重要的是，良好、均衡的飲食是應用天然食物基質中的營養素來達到這一點。

我們也許能夠分離出某些單獨存在就具有好處的維生素，但是食用它們原本所屬的食物基質是更好的選擇，因為使它們有益的無數潛在輔因子可能會在分離的過程中流失。當一種維生素或礦物質從它與其他健康輔因子共享的環境中移除時，單獨將其分離出來並不一定有幫助，甚至可能對身體造成一種負擔，因此在某種程度上延遲了恢復的過程。我們仍不完全瞭解營養科學的這一方面，即使是營養補充品的製造商也一樣。所以此時此刻，天然還是比較好。

檢視壓力來源

要打造一個更好的代謝環境以建立肌肉，最值得訓練者最值得採取的措施為將生活的壓力源維持在最小的程度。這方面通常不是人們所能控制的，但是無論如何，生活的壓力愈小愈好。在現代社會，大家經常沒有適當調節自己的反應。小小的壓力源的重要性被放大，甚至達到引發戰逃反應的程度。從演化的觀點來看，這類反應一般只有在遇到攻擊或生命受到威脅的情況下才會引發。因為這些原因，你理應學習將這些平凡的壓力源視為次要事件，不要對它們反應過度。

在你休息的日子裡，永遠記得你訓練的目的是為了提升你的功能性能力。所以你需要在訓練之間充分恢復，這樣最終你高於基線的時間會更長。要享受從阻力訓練獲得的優點，你會希望那些優點存在個幾天，而不是只有一天中的幾小時。否則，訓練的益處到底是什麼？難道向前走一步而倒退六步有意義嗎？

一次適當肌力訓練的立即後果是訓練者會變得更虛弱，而且會持續多天，這期間身體正在補足它所帶來的能量赤字，這時候身體才會開始產生適應性反應。訓練後的四到六天，嚴格來說你的表現會低於基線。理想上是以允許足夠的恢復時間的方式來進行訓練，這樣在一週的期間內，你高於基線的時間會比低於基線的時間更多。

那些活在「回去健身房訓練」這種恐懼之下的訓練者，需要培養出一種矯正方法。你應該是希望從運動計畫中獲得最大的收穫，也就是你希望自己優於正常的狀態至少與你曾經低於正常的狀態一樣久，以便感覺自己至少收支平衡。請記得，延長你的恢復期到八、九、十，甚至十四天，你都不會「失去」任何東西。訓練本身會使你變衰弱，會使你的生理機能降到基線以下。

瞭解這一點後，請嘗試保持大致放鬆的心態，如此一來，你才不會擔心訓練和恢復過程。

所有上述建議均可以為你的身體準備好積累必要的資源，使身體根據訓練的刺激做出適應性反應。請記住，你正在要求身體投資一種它認為在新陳代謝上很昂貴的組織。如果這些關鍵點有任何的忽略，建立更多肌肉組織所需要的資源將無法避免受到抑制。總之，但是永遠不要低估注意基本原則在促進恢復方面所帶來的力量。

調整運動刺激

肌肉生長是一個多因素過程，是長時間下來肌肉收縮對抗逐漸增加負重的產物。以侵入為標準，多項因素也發揮了作用，包括肌肉的暫時衰弱、疲勞的累積副產物、使肌肉收縮的負重增加，以及組織的小創傷皆促進了修復與生長的過程。這些因素都有助於生長過程，而在侵入模式的脈絡底下，它們的貢獻都差不多。結果是因素之間的絕佳平衡，這些因素有效地結合在一起，刺激了體內的正面改變。

如之前所討論的，訓練若要有生產力，就必須對肌肉有高強度要求，但是，是以控制力量且肌肉被減弱到某種程度的正面力竭的方式來進行。可以將這種特性想像成車輪的輪轂，而延伸出來的不同輪輻則代表了刺激的各個組成部分。然而，進行這些初步嘗試時，訓練者必定要很謹慎。我們這麼多年來從訓練客戶中學到一件事，冒險離開輪轂去追求其中一條「輪輻」似乎對恢復造成了不成比例的損失。這種謹慎尤其適用於類似超慢速訓練那種強調深層侵入的方式，需要大幅減少訓練量與頻率，並且需要相當長的恢復期，供身體補足能量儲備和形成適應性反應。

肌肉生長是多種複雜過程的結果，不能無限地減少至單一要素。多年來許多人嘗試各種簡化版的運動，如今看來都僅僅是多成分過程的產物，必須全部歸結起來才會對身體產生正面的刺激。雖然已知這種刺激會對身體帶來肌肉組織的小創傷或受損，但並不表示傷害本身應該是訓練的目標。舉例來說，你不會用鎚子敲打你的股四頭肌，直到它受傷並期望得到任何好處。運動帶來的益處是在一種特定的情境下產生出來的，而該情境永遠是多因素且複雜的，並非每種原因都能產生相稱的效果。

　　第四章介紹的五大鍛鍊動作將作為一種可靠的基線計畫，幫助你在整個訓練生涯中建立全身的肌肉大小和力量。之所以如此有效，是因為會產生一種刺激，允許所有多因素成分對身體造成影響。關鍵是有意義的負重結合高強度的出力，這兩種因素讓訓練者的肌肉得以收縮和伸展去對抗負重，直到它們實在無法繼續對抗為止。

　　對身體產生強烈刺激的眾多因素中，有一個是侵入過程，它會產生大量累積的疲勞副產物以及肌肉組織的小創傷。此外，此過程還會造成血流與氧氣運送的短暫減少，接著是血流和氧氣運送的增加，即所謂的「充血」，也會造成某些荷爾蒙的反應，但是再次重申，這些比起有意義負重加上刻意出力兩個主要成分而言，都是次要的。有意義負重和刻意出力這兩項因素才能產生所有訓練者期望從運動中得到的刺激副產物。

　　五大鍛鍊動作是一種經過科學驗證的成功方案。儘管如此，隨著你肌力的增強，這種基本、全身的訓練方案將在某個時刻停止刺激你的身體做出正面的適應性反應。這種情況會發生有兩種原因。第一，你最終將遭遇某些設備上的機械限制，這是達到激痛點的路障，激痛點將刺激肌肉力量與質量的下一波增加。第二，現有計畫所積累的負荷量最終將成長到你無法再用七天的時間從一次訓練中恢復。本章將探討這些對未來進展造成阻礙的因素，以及可以用哪些補救辦法來克服。

　　我們要防止硬性規定任何特定的肌力訓練計畫，因為刺激包含多種因素，而隨著你的進步，不同組成部分的重要程度可能會改變。有時候，為了從一種刺激中得到更多效果，你在某種程度上必須犧牲其他部分。這種妥協是透過刺激不同部分之間的循環來完成，為了讓你在訓練生涯中可以獲得最大的益處。

舉例來說：如果你的目的是經由累積的乳酸所造成的更大疲勞來推動你的有氧系統更努力工作，那麼你必須犧牲一些負重，花費更多時間去對抗較輕的阻力：或是透過較重重量的計畫，如負向阻力訓練或最大收縮，來強調負重。這種情況下，每次反覆可能只持續短短的五秒鐘，某種程度犧牲了疲勞副產物的累積。提醒你，不管哪一種計劃都不會永遠不變，它們僅僅是稍微偏離基線計畫，用於優化或調整訓練刺激，並根據你的基因去調整身體對運動做出的反應。

強度過大

許多訓練者，推論如果高強度肌肉收縮是刺激身體生長必需的關鍵因素，那麼如果有人可以發明出一種「超級強度」訓練技術，讓一個人能夠刺激身體去產生「超級」的結果。確實，這就是所有所謂的「進階」訓練技術的邏輯基礎。這種推論不完全錯誤，但是它並不完整。

一方面，超高強度可能沒有必要。隨著訓練者變得更強壯，他們肌肉收縮的強度也會增加，因為他們現在正收縮肌肉去抵抗更重的重量。另一方面，「超級強度」訓練技術會大大增加施加於人體肌肉組織上的壓力，將對人體的能量恢復系統產生更大的要求。這樣會讓原本七到十二天的恢復和超補償過程現在可能需要數月才能完成。[1]

一個古老的概念是這麼說的：「追求完美可能適得其反」。這句警告直接適用於渴望以極限方式刺激肌肉的訓練者，他們相信這樣可以強迫身體去產生最大的肌肉發展。有這種想法的同時，必須確保在追求浮誇的完美身體時不會拋棄科學。訓練者的挫折是可以理解的，而且可能會說：「我練那麼勤了，高強度訓練都幾個月了，但是肌肉量的增加不如預期。」他們感覺自己的期望與身體能夠產生的肌肉量之間存在著巨大分歧。不過，期望來自慾望，肌肉量則取決於肌因。

雖然基因會破壞原本的預期，但是訓練者遍尋萬靈丹時，很容易低估或忽略基因的影響，所以訓練強度就會被提升到高的驚人的程度，帶來更大的能量消耗和肌肉組織小創傷。如果還是沒有結果，那麼就增加訓練壓力的頻率，繼續相信身體可以被強迫產生反應。然而，唯一被強行達成的只有更深的分解代謝狀態，它現在可能需要數月才得以恢復。

當然，訓練者將運動的強度等同於益處，是一種自然的傾向：肌肉作功必須達到一定的強度閾值，以刺激身體產生益處。問題在於它不代表超出此強度閾值可以為身體帶來任何其他好處。狹窄療效區間的概念永遠有效，它提醒我們太多好東西其實是不好的，無論是太多的強度或量都一樣，這在某種程度上等同於耗盡了人體有限的資源儲備。

相同的錯誤推理也導致人們服藥過量：「用藥說明書寫著每四小時服用兩粒，但是我真的希望頭痛能盡快緩解，那我每兩小時就服用四到五粒。」把這種想法付諸實行並不會刺激更多的正面反應；相反地，它引發了危機，因為身體無法處理這些外來的刺激。這就類似相信為了使皮膚顏色更深，必須使皮膚暴露在最高的紫外線輻射下，才能將膚色提升至另一個層次一樣。這種策略不會產生更勻稱的古銅色，只會讓你更可能因為三度燙燒而前往醫院急診室。

　　一般的訓練資訊來源，常常宣傳超出目前正在進行的刺激一定能帶來更好的補償性反應。就如同運動量與頻率一樣，強度具有一個閾值；超越它不一定能為你帶來更好的結果，還可能輕易地讓你的情況變得更糟。

更多不代表更好

　　值得再提的是，高強度訓練的擁護者已經提出了一個論點：高強度是訓練效果的指標，因此強度愈高，結果愈好，但這是個謬誤。就像如果某件事為真，那麼更多會使它更真實也是個謬誤。

　　舉例來說：有一個稱作「hyper reps」的高強度訓練方法，是以最大努力舉起重量，接著立刻盡最大的努力降下重量。它通常會讓訓練者做到連機器的力臂都舉不起來。這是一種相當高強度的方法，在某些情況下如果謹慎運用，它對於一些反應較差者會起效用。然而，普遍來說，特別是我本身，我發現這種程度的侵入、疲勞與傷害，人體無法充分恢復。如果我只達到正面力竭，可以得到更好的結果。同樣地，超慢方法強調「深度侵入技術」，就是持續推動力臂，直到你完全無法支撐力臂為止。例如：你會在最低位置，持續靜態地推動，直到你的肢體連碰到機器的力量都沒有。我發現如果當我正面力竭時就停止，不再推額外的十秒或十五秒的話，我總是得到更好的結果。額外的努力不但沒有造成額外的益處，還嚴重危及了我的恢復。

— 道格・麥格夫 醫師

進行訓練時，你必須清楚瞭解這章中所介紹方法的目的，包括可能的效果，以及更重要的是，無法達到的效果。如果你已經變強壯，就必須在使用這些方法的過程中關心恢復能力。它們並非試圖增加刺激的手段，這麼做不一定會刺激身體反應成比例的增加。我們的經驗告訴我們結合使用這類技巧時，如果沒有小心注意地減少運動量與頻率，那麼身體完全不可能做出任何反應。

訓練障礙 1：機械性障礙點

根據訓練者使用的設備，某些機械障礙可能會阻礙足以刺激最佳反應的侵入狀態。我們自己在訓練與督導他人訓練的過程中，我們注意到很多我們稱為「進階」的技巧，目的並非調整刺激以獲得更好的結果。而是為了解決設備無法符合肌力提升的訓練者的要求這個問題。這個問題通常來自強度曲線和槓桿作用的不一致，從而使持續進展變得困難。

舉例來說，你正使用腿部推舉機進行訓練，此設備的凸輪規範與你腿部肌肉的力量輸出之間並不協調，導致太多阻力施加於一群最沒有力量去抵抗該阻力的肌肉，這種情況通常被稱為機械性障礙點。你從槓桿作用最小的腿部推蹬初始位置移動時，此障礙點可以被歸因為機械的凸輪規範以及你的關節角度，如第四章所述。現在，這種機械上的「減速丘」必須在訓練動作的範圍內被克服。訓練者首次嘗試一項動作時，力量因素為 X，克服這項障礙就像將一台轎車推過減速丘一樣。如果經過一段時間後，此訓練者使用相同設備的力量提升為

X2 或 X3，那麼就必須將更重的重量推過減速丘，而原本的小轎車現在變成了大卡車。

一旦訓練者達到這種程度的肌力，僅是繼續從事相同的動態方訓練方法可能會阻礙任何阻力上的進展。因此，此時此刻需要一種持續的刺激，以改善設備機械上的效率，讓減速丘可以被成功越過，進而恢復訓練的進度。接下來的部分概述了一些可以幫助你度過此階段的方法。

方法① 強制反覆

在遇到僵局的早期階段，訓練者可以使用強制反覆去越過減速丘，這樣一來可以完成另一次完整的反覆，並且持續負重時間會維持在產生最佳刺激範圍內。一份測試強制反覆效果的研究中，研究人員總結：

強制反覆訓練系統相較於傳統的最大反覆訓練系統而言，會帶來較強的急性荷爾蒙與神經肌肉的反應，因此可用於操控運動員的立即阻力運動的變項。[2]

進行強制反覆時，一旦你無法移動阻力，你的訓練夥伴或教練將透過抬起機器的力臂或用剛好足夠的力量推你的肢體，以減輕一部分的負重，幫助你度過此障礙點，接著他們會輕輕移開，如此一來，你可以自己完成剩下的動作。採取一或兩次的強制反覆就足夠了。

方法② 部分反覆

在減速丘的任一側採取部分反覆都可以取得良好效果。如果你選擇在接近完全收縮的那側進行，比如在腿部推舉中，這是指你的雙腿移動到較接近完全鎖死的位置，你可以且應該使用更重的重量，因為你不再受限於活動範圍內的最弱點，即障礙點。此策略將使你的肌肉習慣於更強烈的收縮和產生更多力量，這是對抗較重的重量所必需的。當你回去進行全動作範圍的訓練時，此動作可能正是幫助你越過減速丘所需要的動作。同樣地，部分反覆也可以應用在你最弱的位置上，這樣可以使你專注和強化抵達障礙點前的那段動作範圍，同時也會在急需力量的區域內提供你更多力量。

不用擔心在有限的動作範圍內進行訓練將會降低你從事全範圍的力量。南密西西比大學進行了一項研究，比較全範圍與部分範圍的阻力運動，研究人員發現在部分範圍內舉起重量來訓練肌力與全範圍一樣有效。他們總結：「這些發現似乎顯示部分範圍的訓練可以對最大肌力的發展產生正面影響。」[3]

這項研究之前，人們一直相信只有在被訓練的關節角度處肌力才會進步，因此，如果你沒有以全範圍去訓練一個關節，沒有訓練到的關節角度就會特別虛弱。人們也相信只進行動作的後半部不會增進訓練者開始動作時的力量。這項研究顯示這是無事實根據的想法，因為部分範圍組受試者的肌力增加與全範圍組相同。

這項發現很合理，因為全範圍的訓練從未被證實是關節健康的必要條件。只要沒有遇到會對它們造成傷害的反覆交叉力量，關節本身都是健康的。而這種力量可能因為慢性、反覆的傷害而導致關節軟骨的喪失或骨刺形成。如果沒有這些情況，只要周圍的支持肌肉組織夠強壯，可以繼續移動關節周圍的肢體，訓練者就能維持正常的關節健康。

方法③ 定時靜態維持

如果你在遇到減速丘那刻，通常也是正面力竭發生的時候，採取定時靜態收縮，你將對起始肌力水準達到更深的侵入。定時靜態收縮可以恰好在減速丘上進行，或在你能夠通過障礙點完成的最多反覆次數之後。你無法再完成一次完整的反覆時，盡你所能定時靜態維持在該姿勢下，直到你撐不住被拉回離心動作為止。只需要進行一次這種定時靜態維持，並且應該維持大約十秒鐘。

方法④ 休息－暫停

另一個可以幫助你越過障礙點的技巧是休息-暫停方法。這種歷久不衰的肌力訓練技巧在一九七○年代末期，由前健美冠軍麥克‧門策爾重新發現並大幅修改。我們提倡使用此技巧的方式為當你達到正面力竭時，也就是無法再進行一次完整的反覆，先暫停做個短暫的休息五到十秒，直到你能夠再完成另一次的反覆。

休息-暫停的重複次數取決於你正在從事的動作和當時負責出力的肌纖維類型。舉例來說：如果你在七十或七十五秒內就達到力竭，那就代表你正在訓練的肌肉主要是快縮肌。這種情況下，休息-暫停的時間必須較久，因為快縮肌運動單位需要較長的恢復時間。你可能需要等待十五到三十秒才能完成下一次反覆。

　　休息 - 暫停通常只要一次就足夠了。然而，如果你持續負重的時間長達九十到一百二十秒才達到力竭，那麼休息 - 暫停可以短至五秒鐘，你就可以準備進行下次的反覆。這種時間安排表示你主要使用的是慢縮肌群，它們是較快恢復的肌纖維。因此，如果是這種纖維類型，可以重複休息 - 暫停模式三次，也不會導致過度訓練的風險。

　　休息 - 暫停的反覆次數能夠讓你再度徵召更高層級的運動單位，而不必經歷導致力竭的所有機械作功。

方法⑤ 負向阻力訓練

　　另一個度過障礙點的方法是進行負向訓練。這是指在訓練時移除抬舉或正向部分，所以訓練者只專注於阻力下降或負向的部分。研究已經指出這種方法可以刺激出巨大的力量。[4] 另一個益處是訓練者會將重點都放在刺激的負荷與破壞因素。

　　執行負向訓練時，達到力竭的意思是動作失敗，意即你無法再次用五秒降下阻力，而不是練到你無法控制動作下降的程度。你盡可能慢地降下阻力，但是無法再次以五秒降下阻力時，這組訓練就完成了。

　　過去訓練者曾被教導持續訓練超過此力竭點，然後繼續嘗試降下阻力，直到不可能再控制下降的速度，而讓阻力直接墜落。我們認為這樣非常危險。必須採取安全的力竭形式，如果負向訓練的好處在於更高的負重，那麼應該在合理的動作失敗範圍內取得。

請記住，這些技巧都是使訓練持續進展的手段，在因為機械方面的限制而不能再提供正面變化的有效刺激時才使用。

障礙 2：狹窄的療效區間

第三章介紹過「狹窄的療效區間」的概念；這是某種運動或運動計畫的治療效果趨於穩定，但負面作用卻持續上升的現象。與適能圈的普遍意見相反，這種現象的發生並非因為此計畫不再有效，而是因為它現在太有效，使每七天訓練一次不再足以恢復和適應。無論此運動刺激強度多高或進行得多完美，如果身體恢復不夠充分，就不會產生適應性反應。

破壞恢復能力的主要因素是一次訓練中所累積的總負荷量。當你剛開始訓練時，你的負重與次數還太少，無法累積會超過恢復能力的負荷量，但是經過六到十二週的訓練，你的訓練量將足以超過你的恢復能力，而使你的進展暫停。

接下來的說明有點過於簡化，但還是能達到我們的目的。我們假設理想情境下，你的恢復能力可以適應一週一萬兩千呎磅的工作量。最初，你每次訓練可能可以產生約八千呎磅的負荷量，因此你能夠輕易地從每週訓練中產出結果。然而，隨著你變得更強壯，現在你跟剛開始那時候從事一樣的訓練次數，卻可以產生一萬三千呎磅的負荷量。結果就是你產生的負荷量現在超過你以七天為一週期的恢復能力。

我們兩人的健身中心現在也都同時是實驗室。我們從每一位客戶都能學到東西，所以我們對某些問題有獨特的見解，例如：一個人在進展停滯前的訓練頻率應該如何、訓練刺激的強度需要多大；以及進階訓練者是否會從增加的訓練強度中得到更多或更少益處。我們進行了訓練量增加和減少的實驗，也注意到訓練刺激和訓練頻率對每日生活壓力增加客戶的影響。這些資料都很有用，也都很引人入勝。

舉例來說，我們發現有些訓練者可以停止訓練長達三個月，但是仍然保有他們從最後一次訓練中所獲得的正面適應反應。他們回復訓練時，比起三個月前更強壯。儘管有這些知識的進步，在訓練頻率的領域內仍然有許多灰色地帶。我們知道每週訓練一次就足以使身體從訓練刺激中產生期望的反應，但是我們還不知道每兩週訓練一次或每週只訓練一組是否無法使身體產生更好的結果。所以，我們還無法確切知道，對於一般客戶而言，能夠獲得訓練益處的持續時間會有多久，但是我們累積的證據顯示，在很多情況下，這個時間並不固定。

它絕對有個最短期間，可是超過最短期間後的額外時間在不同個體身上差異很大，對於訓練者來說可能也不是個負面經驗。有時候，一個訓練者長時間維持每七到十天訓練一次的頻率，但是突然間有事情發生，所以他或她接下來幾個月變成每兩到三週訓練一次，之後又回到每七到十天一次的頻率，也沒有任何不良影響。人類是由混亂、不規則的生活中演化出來的，而那混亂的不規律就是人體適應能力的特性，所以這種不規律甚至可能對訓練產生的最佳益處和有機體的健康來說是必需的。

有時候企圖將這種適應性的生物過程簡化為簡單的數學，並不會帶來更好的結果。只要確定有經過最短恢復時間，那麼訓練時間表可能或必須存在一些變化。一定程度的起伏可能是有益的，因為儘管某些部分可能很快就恢復，但可能會有一些小部分不是那麼快，而那些部分可以從延長的休息期中獲益。

舉例來說，最大的肝醣儲存是位於快縮肌運動單位內，但是那些高層級的快縮肌運動單位主要演化用來適應高強度的緊急事件，相對起來發生的並不頻繁。這些運動單位是當千斤頂垮下，奶奶抬起車子救出爺爺時所使用的運動單位。它們被使用後的恢復期很長。如第三章所述，甚至有些單位比 IIA、IIAB 和 IIB 更快，還有一種 IIx 運動單位，在缺少 alpha-actinin-3 基因的短跑選手中，Type IIx 較普遍存在，而這些運動單位的恢復時間極長。

一篇標題為「肌肉基因與運動表現」的文章，刊載於二〇〇〇年九月的《科學人》期刊上面，作者為賈斯柏·L·安德森、彼得·施杰林與本特·薩爾丁三人，內容提到許多短跑選手打破世界紀錄的原因，是因為受傷而必須暫停高強度訓練長達三個月的期間。在休息期間，他們只進行最少的工作量以維持技巧，但是因為受傷而沒有從事任何高強度訓練，但這正是他們打破世界紀錄的時候，因為這些非常高階的運動單位總算有足夠的時間可以恢復。這篇文章的作者們表示：

快速 IIx 肌凝蛋白在阻力訓練期間內如預期般的下降。但是當訓練停止，IIx 的相對數量不只返回到訓練前的水準，更在訓練暫停後三個月內增加了大約一倍。所以這項發現對短跑選手（IIx 對其非常重要）有什麼意義呢？在競賽前先減少訓練一段期間。

當你訓練強度增加時，問題會變成提供適當訓練量給你所有的主要肌肉群，但又不能超過身體的恢復能力。通常，在你的訓練計畫中插入額外的恢復天數，或是移除一或兩種複合運動，以單關節的動作來取代，如此一來，訓練將更能符合你的恢復能力。

方法① 將五大鍛鍊項目減為三大鍛鍊項目

一種改變訓練計畫的方式是透過將五大鍛鍊分為兩組（訓練 1 和訓練 2），同時加入一些稍後會介紹到的孤立式動作。這種計畫可能安排如下：

— **訓練 1** —
1. 下拉
2. 胸部推舉
3. 腿部推舉

— **訓練 2** —
1. 坐姿划船
2. 過頭推舉
3. 站姿提踵

每組訓練將以輪替的方式進行，兩組訓練之間要休息七天。如果進展又再次趨緩，訓練者只需要在訓練之間插入額外的休息天數。不需要在意是否要將訓練間的休息延長到十或十四天。如同先前討論，這些不是真正的「休息日」；身體需要這些時間，來補充之前訓練所耗盡的能量儲備，同時產生這些訓練所刺激的生長。

方法② 分部位訓練

另一種達到相同目的的方式為將五大鍛鍊分成三組輪替進行的訓練。如此一來，不但可以在計畫中插入更多單關節的動作，又不會造成過度訓練的風險。可以按照以下方式安排此類訓練：

── 訓練 1（胸、肩膀與三頭肌）──

1. 胸部推舉
2. 側平舉
3. 三頭肌下拉

── 訓練 2（腿與腹部）──

1. 腿部推舉
2. 站姿提踵
3. 腹肌器械

── 訓練 3（背部與二頭肌）──

1. 下拉
2. 坐姿划船

3. 聳肩或下背部機器

4. 二頭肌彎舉

　　如同以上提過的情況，每個訓練都以輪替的方式進行，每次訓練中間要休息七天。再次重申，不用擔心各種主要肌群每二十一天才接受一次直接的刺激。兩次直接訓練之間的肌肉群有充分的重疊，至少能夠維持增長，而且我們保證能量輸出和恢復能力，尤其是快縮肌運動單位的恢復，一定需要更長的時間。

　　為了試圖量化基線訓練所產生的能量輸出，我們先賦予它一個數值：一百單位能量。當訓練者肌肉成長得更大、更強壯時，由於訓練迫使肌肉超補償和儲存更多供使用的單位能量，所以整個身體將輸出大約一百二十單位能量。因此，原本七天足以使身體恢復一百單位能量，現在當然不夠了。而劃分為三組的分項訓練將提供身體的能量系統額外的機會，使身體完全恢復與超補償。

方法③ 單關節運動

　　如果你的計畫需要調整，以使你的訓練配合恢復能力，以下動作可以替代或合併到你的訓練計畫之中。

　　站姿提踵：可以使用站姿提踵機器或夠高的磚頭來進行，只要當你的腳跟完全伸直或拉緊時，腳不會碰到地面即可。如果使用站姿提踵機器，把你的肩膀置於護墊之下；你的手握住手柄，然後站到機器的小磚塊或平台上。確保你的背部維持直立，伸直你的腿，直到它們鎖死，這樣它們必須徹底動用到腓腸肌。維持雙腿直直鎖死，慢慢將腳跟盡可能提高，在此肌肉完全收縮的位置短暫停留，然後緩慢降下你的腳跟，直到它們下降到你會感覺到伸展的位置。不要在此底部位置停留，而是用你的蹠骨球慢慢地壓在平台上，使你的腳跟再次提起到完全收縮的位置。反覆進行，盡量取得持續負重時間。

　　如果你使用自由重量，一隻手拿啞鈴，然後站上一塊磚頭。一定要確定那塊磚頭很穩固，不會令你傾斜、跌倒。

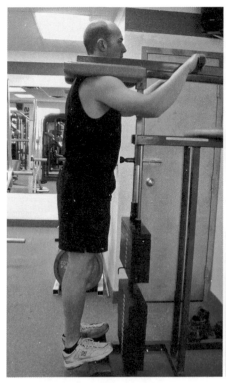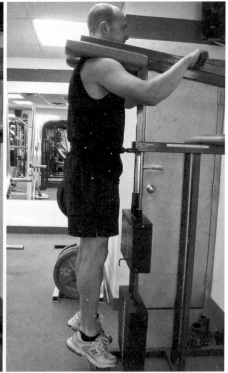

站姿提踵（開始與結束位置）

如果你右手握著啞鈴，你強調的就是左小腿，你可以將右腳依靠著左腳跟，讓右腿離地，左腿保持平衡。確保你的左腿伸直，收縮你的左小腿，直到腳跟上提到它的最高處，短暫停留，然後放下左腳跟，盡可能地伸展小腿。現在再次緩慢上提腳跟到完全收縮的位置。反覆進行，盡量取得持續負重時間。

完成左小腿的訓練後，將啞鈴轉換到左手，然後左腳抬起來，用你的右小腿重複上述過程。再一次，反覆進行，盡量取得持續負重時間。

側平舉：可以使用機器或啞鈴進行。如果使用機器，坐著背靠著護墊。確定你肩關節的中心與凸輪中心保持在一條線上。握住手柄，讓你的手肘稍微在身體後方，而你的上臂靠在手臂墊上。慢慢將上臂往兩側抬起，直到它們相對於你的軀幹略大於九十度。在此完全收縮的位置暫停一下，然後慢慢讓手臂回到起始位置。不要在底部停留，而是緩慢地反轉方向並抬起手臂到三角完全收縮的位置肌，特別是三角肌的外側頭。反覆進行，盡量取得持續負重時間。

如果使用啞鈴，兩手各握住一根啞鈴，然後站直。手肘微微彎曲以免拉傷肘關節，慢慢將上臂往兩側抬起，直到它們相對於你的軀幹略大於九十度。在此完全收縮的位置暫停一下，接著緩慢降下啞鈴，並在控制下回到起始位置。再次重申，不要在此位置休息，而是緩慢地反轉方向直到你的上臂再次等於或大於九十度。反覆進行，盡量取得持續負重時間。

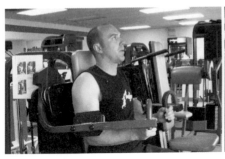 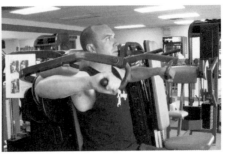

側平舉（開始與結束位置）

　　聳肩：聳肩動作可以在許多器材上訓練，例如鸚鵡螺、Hammer Srtemgth 的設備，或是由全球 (Universal) 生產的臥推椅進行。此運動也可以有效地以啞鈴或槓鈴來進行；前者可以用坐姿，而後者應該用站姿。

　　用聳肩來訓練斜方肌時，請確保你沒有彎曲手臂，像做彎舉時一樣。手臂必須伸直，垂在你的身旁，而且負責移動阻力的應該只有收縮的斜方肌，做到聳肩的動作。無論你是使用自由重量還是器械，都要慢慢聳肩，直到你的肩膀高到無法再高。在此肌肉完全收縮的姿勢下短暫停留，然後盡可能降低你的肩膀。此時反轉方向，然後重複動作，盡量取得持續負重時間。

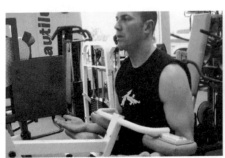 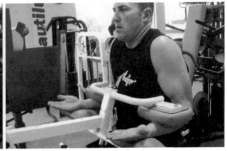

器械聳肩（使用鸚鵡螺，開始與結束位置）

下背部機器：下背部機器的預備位置是讓護墊靠著你的上背部，就在腰椎區域的上方，而你的雙腳踏在平台上。繫緊安全帶，以免運動過程中在座椅上移位。將你的雙手擺放在你的肩膀上或腹部前方。慢慢向後傾斜，直到你下背部的肌肉完全收縮。在此肌肉完全收縮的姿勢下短暫停留，然後慢慢地回到開始位置。反覆進行，盡量取得持續負重時間。

　　如果你使用自由重量，槓鈴硬舉或彎腰槓鈴划船皆能有效地刺激你的下背部肌肉。

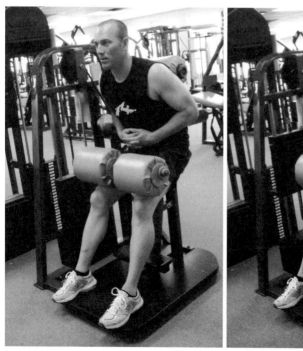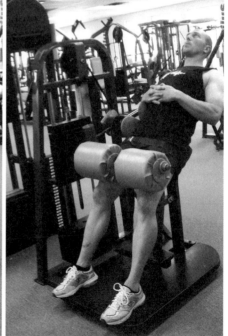

下背部（使用鸚鵡螺器械，開始與結束位置）

　　二頭肌彎舉：如果使用機器，坐進二頭肌彎舉機器中，將你的手肘靠在護墊上。你的手肘關節應該與凸輪中心保持在同一條線。握住手柄，然後慢慢地收縮你的二頭肌，直到它們完全收縮，且你的前臂從完全伸展的延伸位置移動到完全收縮的位置。在此完全收縮的位置短暫停留，然後把手柄降回開始位置。反覆進行，盡量取得持續負重時間。如果使用自由重量，手掌向前握住槓鈴，雙手與肩同寬。站直，使你的指關節靠在大腿上。保持手肘緊貼肋骨，慢慢地彎舉槓鈴，直到手幾乎碰觸到肩膀。在槓鈴彎舉中，有效的阻力在此時會開始下降，所以不需要在此位置停留。此時應慢慢降下槓鈴，回到起始位置。反覆進行，盡量取得持續負重時間。

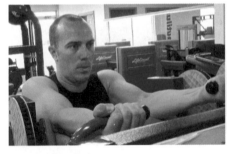 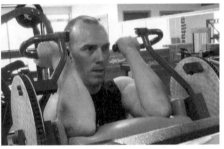

二頭肌彎舉（開始與結束位置）

　　三頭肌下拉：此動作會使用一個高過頭的滑輪設備來進行。手掌向下握住手把，你的手肘緊貼在身體兩側。慢慢下拉手把，直到手臂完全伸直，而手把幾乎碰觸到大腿。在此完全收縮位置短暫停留，接著慢慢讓手把回到起始位置。反覆進行，盡量取得持續負重時間。

　　如果你無法取得高過頭的滑輪設備或使用的是自由重量，那麼臥推或過頭推舉也可以提供三頭肌適當的刺激。

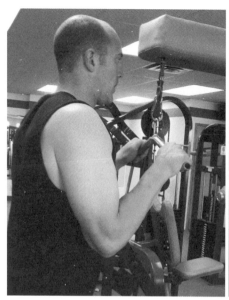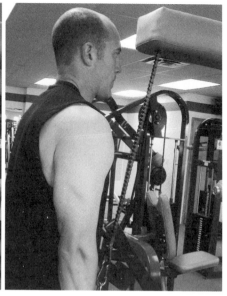

三頭肌下拉（開始與結束位置）

　　腹部機器：這項真的是「選擇性」運動。如果你以先前描述的方式進行下拉運動，就不需要從事額外的腹部訓練。然而，如果你無法做下拉，那麼直接的腹部訓練就不是個壞主意。如果使用腹部機器，坐著使護墊靠在你的上胸部處。有些機器具有手柄，會略高於你的頭，如果是這種情況，握住這些手柄，同時確定你的背保持在座椅墊上。接著，慢慢收縮你的腹部肌肉。不要用你的肩膀推護墊，如此會導致你的軀幹向前和向下移動。腹部的活動範圍並不大，因此你移動的距離將很小。繼續進行，直到你的腹部肌肉完全收縮。在此肌肉完全收縮的位置短暫停留，接著在控制下反轉方向，直到你回到起始位置。不要讓重量碰觸到配重片，因為這樣會消除你腹部肌肉的負重。反覆進行，盡量取得持續負重時間。

如果你無法使用腹部機器，你可以進行「捲腹」。只要仰躺在地上，使腳跟盡可能地靠近屁股，然後雙膝分開。雙手放在腹部上，慢慢收縮你的腹部肌肉，直到它們完全收縮。在此姿勢短暫停留，接著

分項訓練的進一步說明

我以前做了三大鍛鍊動作一段時間，而我的進展，尤其是腿部推舉愈來愈慢。發生了兩件事後，我重新評估自己每週一次利用三大鍛鍊動作的全身訓練模式是否需要調整。

第一是我有一位教練，他是個聰明的人且精通高強度訓練理論。有一天，我說：「我想今天我要改變一下，可能做個腿部伸展或其他運動，」然後他說：「不行。」我問：「為什麼這樣說？」他回答：「你要嘛就做腿部推舉，否則就事還沒恢復。」我心想：「沒錯，他說的有道理。」依我看來，過度訓練的第一個指標就是不想進行辛苦的訓練，而腿部推舉需要我心甘情願地輸出巨大的能量。此外，我在這項動作上的進展一直都是最小的：我可能在某一週保持特定的重量與重複次數，而下週重複次數多了一次，但是增加的那一次可能是由於我的動作稍微跑掉了一些。

第二則是我的兒子萊利，他每週從事一次麥克・門策爾的三向分項訓練計畫。萊利當時十六歲，所以他的荷爾蒙非常適合用來增加肌肉，而且他的進步也很大。我心想：「那就是我要做的：我要停止訓練腿部三週，再硬著頭皮重新進行腿部推舉。」當我三週後再做腿部推蹬舉，我超越了自己之前的最佳紀錄，兩腿各多了十五次。我使用鸚鵡螺深蹲腿部推蹬肌來進行。這個經驗告訴我，恢復期，至少就雙腿來

說，絕對超過七天。所以身體各部位每二十一天都可以訓練到一次的
三向分項訓練就相當完美。

── 約翰‧利特爾

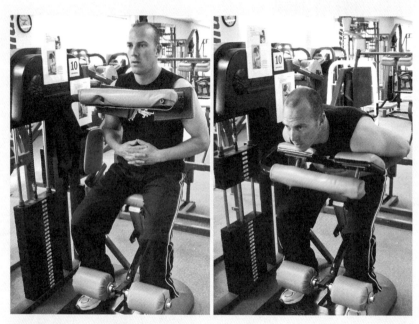

鸚鵡螺腹部機（開始和結束位置）

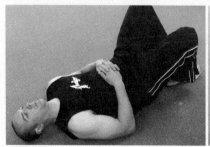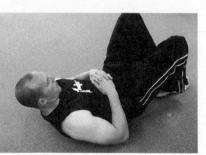

捲腹（開始和結束位置）

在控制下慢慢地回到起始位置。如同腹部機器的指示，當你回到起始位置時，不要讓張力離開腹部。反覆進行，盡量取得持續負重時間。

何時使用分項訓練

一旦訓練者發現使用更基本的全身訓練時，可記錄的進展開始變慢，就應該立刻採取分項訓練。舉例來說，經過兩次五大或三大鍛鍊之後，舉起的總重量或總反覆次數兩者都沒有進步，就是從事三向分項訓練的時候了。每個人的訓練生涯中都會面臨受限於自身基因潛能的時刻，這時候轉換成三向分項訓練可以讓訓練強度更高、更短暫和減少頻率，這將使訓練者能夠更上一層樓。

上述的任何技巧皆有助於克服機械上的障礙，使訓練者達到關鍵的必要閾值以刺激肌肉繼續生長。這不代表這些方案會帶來更好的結果，也不代表增加肌肉大小和力量的目標無法藉由更基本的方式，如正面力竭來達成。負向阻力訓練的文獻顯示，此方法能有效刺激瘦體組織與肌力增加，但是也有文獻指出傳統的訓練方式會增加肌肉大小與力量，而靜止訓練也一樣。不過，沒有研究指出任何一種訓練方案所產生的結果，能夠超越一個人基因潛能的上限。

採取三向分項訓練的經驗

醫學院、住院醫生，甚至是我的工作所帶來的疲倦與勞累（無時無刻），以及努力完成這些挑戰是我的家常便飯。所以，如果我的心態錯誤，我會在該訓練之前就去訓練。心理上，我很容易採取這樣的立場：「這天已經到來：無論我感覺如何，我都必須堅持預定的訓練計畫。」為了平息這種想法並控制自己，我必須刻意安排一個阻止自己的局面。

我現在的運動週期是按照麥克·門策爾的建議，將身體分成三部分，每週訓練一次。我會操作兩輪，然後再將身體部位分為兩半，用三種動作訓練一半的肌肉，剩下一半就下一次再利用三種動做去訓練。因此，我會先做兩週的三向分項訓練，接著是一次的半身訓練，然後再次回到三向分項訓練。

將各個身體部位的訓練改成每二十一天一次，從來不會對訓練效果帶來負面影響，反而會讓每個肌肉群都成長得更大、更強壯和更結實。在一次訓練快結束的時候，當我看見自己當次的表現，我就會計畫下次輪到該特定的動作時應該要使用的重量。自從我開始進行這種輪替後，無論下次的訓練何時到來，我都會使用上次訓練的最後我所計畫的重量，而且每一次都覺得重量太輕，從沒有失敗過。

—— 道格·麥格夫 醫師

最大收縮

　　另一種也被證實能有效克服障礙點並刺激肌肉成長的訓練方式為最大收縮，是將肌肉移動到完全收縮的位置，然後維持此姿勢直到無法再維持為止，持續負重時間通常與傳統的完整範圍動作差不多。這種方案適合透過孤立式動作來進行。

　　由於此方式是在肌肉活動範圍內最強壯的點，即完全收縮的位置進行，減速丘就不重要了，而且刺激是施加於肌肉上，幾乎不會造成磨損的問題。這是一個重要的有利條件，因為你在訓練生涯中累積的磨損愈少，你的狀況就會愈好。利用這種靜止的方式，你可以刺激肌肉力量與大小的增長，且結果至少會與全範圍訓練相當。此外，因為增加肌肉是你的目標，如果可以磨損最少的方式來達成，就是一個理想的選擇。

　　最大收縮方案的最重要特性是它能讓你收縮肌肉去對抗更重的負荷。這樣不只產生侵入，還會積累疲勞的副產物，而且它不用移動就能做到（安全），你也不必擔心障礙點或設備限制的問題。

運動分類範例

　　一個有效的最大收縮訓練，訓練者應該選擇十二種動作，並且訓練三次，每次包含四種動作，每七天交替進行一次。可能分法如下：

— 訓練 1 —

1. 腿部伸展
2. 腿部彎舉
3. 站姿提踵
4. 捲腹

— 訓練 2 —

1. 仰臥拉舉
2. 下背訓練機
3. 聳肩
4. 前臂交叉

— 訓練 3 —

1. 側平舉
2. 後三角肌
3. 二頭肌彎舉
4. 三頭肌伸展

　　這些動作的持續負重時間應該在六十到九十秒左右，或任何適合個別訓練者的理想時間，而訓練者應該嘗試維持在那段時間範圍中。如果教練或訓練夥伴幫忙舉起負重，並將其轉移到要訓練的肌肉群上，則可以使用較重的重量，以取得良好的效果。最大收縮是一種絕佳的刺激方式，它消除了所有動量、不需要特別學習、而且使肌肉充分負重並提供生長足夠程度的侵入、疲勞、疲勞累積的副產物，以及生長所需的刺激。科學文獻中有大量數據支持，最大收縮或持續張力、靜止不動的訓練方式會產生顯著的肌力增進效果。[5]

複合運動與最大收縮

複合動作也可帶來類似的好處，例如五大鍛鍊動作。但是進行時，你必須注意不要完全鎖住你的肢體。通常一個複合運動的完全收縮位置也是活動範圍中力臂最小的那一點。克服此障礙，並給予肌肉更高程度的刺激的最佳方式，是在動作範圍內找到一個感覺力量輸出最大的固定點，，然後在這個點進行訓練。舉例來說，腿部推舉往上的 2/3 處，以及胸部推舉剛超過一半時都是執行暫停的好位置。這個位置能讓你做到合理的最大收縮，還有最大的力量輸出。可能的代價是某些肌纖維在這些位置不會產生最大的力量，但是這是一種正面權衡，因為你將減少完整動作範圍帶來的磨損與消耗。

這是一個強度更高的訓練方式，所以我們建議你執行此方案時，當次訓練的動作數量不可以超過三或四種，如腿部推舉、下拉、胸部推舉與坐姿划船就好。如同以往，進行這種方法時，一週的訓練不能超過一次，而如果你的訓練紀錄指出進步減緩，要立刻拉長恢復時間並將訓練頻率延長到每十天左右一次。

不進則退

　　訓練時，你永遠不應認為自己的進步「夠好」加了，而選擇讓強度倒退以「維持」你目前的肌肉大小和肌力水準。我們發現只要出現這種狀況，退步就無可避免。我們不確定為什麼會這樣，但是這個現象我們已經看得夠多了，所以知道必須持續挑戰身體。

　　曾有客戶跟我們說：「我不需要變得更強壯，而且我不希望力量更大。」然後如果我們試圖維持他們下拉在兩百磅的力竭重量、持續負重時間九十秒，之後的三到四次訓練中，我們會發現在此重量下，他們做到七十秒都會很辛苦。反之，如果我們不讓他們停滯在這個程度，而是每次訓練進步 1/4 呎磅也好，我們發現他們將會穩定撐住或些微進步。同樣地，如果我們採取一種如本章詳細介紹的那些方式，可以讓他們在克服障礙點的同時也提高負重，他們的肌力將能持續進步。然而，透過相同的負重與持續負重時間來維持一個人的肌力穩定是不可能的任務。

　　許多訓練者不喜歡消耗大量能量的感覺，並且希望透過從事一些事情來安撫自己，可是又不需要「太努力」。他們希望做些什麼來訓練肌肉，但是他們不做到會讓自己進步的程度。這種時候，我們通常會在兩次訓練之間安排長一點的休息天數，或者我們會按照本章的方式更改他們的訓練方案。這種變化方式提供客戶一種心理上做了某些新事情的刺激。假使我們將重點改為如超慢方法這種強調疲勞副產物累積的方案，他們會感到滿意，因為他們的肌肉仍在努力作功，但是重量沒那麼重。

我們瞭解有些人對較大的重量有明顯的恐懼，這造成一種強大的心理障礙，所以我們會慢慢用不同的方式來使他們得到進步。我們將近一年左右都不會改變任何事情，然後我們會逐步採用不同的技巧和方法來維持他們的進步。

謹慎使用超高強度方案

本章提到的所有技巧與方法都必須有系統且謹慎使用，因為儘管能夠使人進入下個階段是非常誘人的，特別是對動機很高的人來說。這些方法將對身體施加巨大的壓力，所以過度訓練可能會在不知不覺間到來，而進步將停滯不前。

過度訓練是一個過程，並非一個事件，而且雖然此時訓練者已經愈來愈弱，但還是通常難以確認何時開始發生。針對過度訓練的最佳補救方法為避免發生。你打算採用這些技巧前，透過詳細安排，並且計畫在短期內保守使用，接著進行一個運動量與頻率都減少的簡短訓練計畫。

例如：假設你九月開始訓練。你維持五大鍛鍊動作五個月。然後二月開始，進行了某些調整。一整年的訓練計畫如下：

一月　　五大鍛鍊動作基線計畫（只有正面力竭）

二月　　五大鍛鍊動作加上腿部推舉、胸部推舉與下拉運動的分
　　　　段手動協助

三月　　三種動作計畫（如下拉、過頭推舉、腿部推舉）的負向

阻力訓練

四月　　五大鍛鍊動作基線計畫（只有正面力竭）

五月　　三向分項訓練（搭配正面力竭之後的重複休息 - 暫停）

六月　　三向分項訓練（搭配最大收縮）

七月　　三大鍛鍊動作（下拉、胸部推舉、腿部推舉）只到正面
　　　　力竭

八月　　三向分項訓練（搭配正面力竭結束時的定時靜態收縮）

九月　　三向分項訓練（每種運動進行負向阻力訓練）

十月　　三大鍛鍊動作（只有正面力竭）

十一月　三向分項訓練（搭配部分反覆，腿部推舉與過頭推舉在
　　　　障礙點後進行，下拉則是在障礙點前進行）

十二月　三向分項訓練（搭配每種運動的分段手動協助）

節省能量與增加負重

　　訓練者在從事單關節運動的期間，如三向分項訓練，一定要小心。人體不僅可以學習如何作弊以舉起和降低更重的重量，而且有時動作的力學會讓我們不可能以孤立的方式進行動作。因此，我們建議一次訓練中的大部分動作都應該是複合動作。

　　我們發現，某些二頭肌健身器材，隨著重量的增加，機械槓桿效應會突然出現，在機器上的重量會將訓練者的身體抬離座位。因此，訓練者開始利用輔助的肌肉組織，只為了維持在機器中的穩定，並且

以較重的重量去進行動作。那個動作的力學加上施加於力臂上的力量，使訓練者不得不透過在設備中移動來作弊。其他許多單關節動作也是如此。舉例來說，你會在腿部伸展的時候發現：一旦你對抗的阻力程度更高，你的臀部幾乎必然從座椅上抬起來。

為了改正這種情況，許多訓練者會非常用力的握住機器手柄或用安全帶將自己緊緊繫住，如此一來會產生大量的充血與血壓上升，因為當皮帶束緊在股四頭肌上方時，這個肌肉群會受到壓迫而無法完全收縮。簡言之，一旦受訓者在這些單關節動作中提升到夠重的阻力，由於機械力量的因素，幾乎不可能不作弊。

結論並非你的訓練生涯應該避免單關節動作，而是你要用最不容易作弊的設備，來判斷自己的進步程度。

總之，本章所介紹的調整方法不是使身體提供超過自身極限的更高強度技術，而是一種幫助你持續進步的機制，同時克服設備的限制以及人體有限的恢復能力。實際上，它們是讓你將遺傳潛能從 98％提高到 100％的方法。

遺傳因素

特別感謝萊恩‧霍爾，他研究並整合了許多本章中的資料。

雖然適當運動可以帶來卓越的結果，但是如果你抱著不切實際的期望，你最後非常有可能會失望。肌力訓練毫無疑問是最具生產力的活動之一，然而，許多女性害怕她們最後會看起來像阿諾‧史瓦辛格而不做肌力訓練；而許多男性則是因為他們的身體沒有變得更像阿諾而放棄肌力訓練。對女性而言，她們的恐懼通常是沒有根據的；對男性來說，畢竟在人類身上發展出大量肌肉是少見的特徵，所以他們的失望是正常的。這種罕見性是肌力訓練吸引眾人的原因，同時健美和健身刊物將這種罕見性塑造成任何人都可能達成的事實，因此讓許多女性感到恐懼。

來自經濟學的一堂課

在經濟學的領域中，一個物品的價值不一定與重要性直接相關。很多時候，價值是供應相對於需求的函數，而價格通常就是這樣決定。舉例來說，什麼東西更有價值：鑽石還是水？從人類生存與健康的觀點來看，很明顯水比較有價值，但是鑽石卻昂貴許多。原因是什麼呢？現代科技使水變得充足，所以供應與需求之間通常是平衡的。因此，水的價格低廉。然而，如果你被困在一個沒有充足水源的荒島上，你絕對會選擇一瓶水而不是一袋鑽石。同樣地，極端發達的肌肉水準和大小是罕見的生理特質。它們之所以具有吸引力正是因為它們罕見，而造成這種罕見性的原因就是基因。

　　過去兩百年來，三種主要理論的形成從根本上促進了對人類生物學和人體「內部」世界的理解：一八三九年德國生物學家雅各．許萊登與西奧多．許旺提出的細胞理論；一八五〇年代查爾斯．達爾文的演化論和一八六〇年代路易．巴斯德的病菌說。這些貢獻為生命科學領域最重要的突破奠定了基礎：Ｏ．Ｔ．艾佛瑞在一九四四年發現了基因。基因構成一切生命的基礎。它在進化級數上決定了每種生物體的本質，從最低等的單細胞實體到人類。

　　基因的核心是基因，攜帶了一個人從父母那邊繼承下來的特徵，而那些特徵又是他的父母從他們父母那邊繼承得來，依此類推。幾乎關於你的一切，舉凡頭髮顏色、腳的尺寸，甚至是肌肉的形狀和大小，都是由你的祖先留傳下來的基因所決定。儘管任何人都可以透過適當的訓練和良好的營養來實現力量和肌肉大小等指標的遺傳潛能，但是這種潛能仍然存在限制，而這些限制也是由基因設定。[1]

　　肌肉發展超過正常大小的能力需要依賴遺傳結構，而赤裸裸的真相是大多數人並不具有那種遺傳結構。演化生物學可以確定這一點，因為對這種特質的需求相對稀少，所以達成那種肌肉組織的過程不常發生，但也不是完全沒有。

決定因素

　　一九七〇年代末期，健美冠軍與醫學院預備科學生 —— 麥克．門策爾提出十萬名男性中，也許有二十個具有成為健美冠軍，並發展出那種肌肉量的遺傳基因；而這二十位中可能只有十位有興趣練成健美冠軍，而那十個人中，可能又只有一個人知道如何適當訓練和飲食使他的肌肉潛能完全發揮。如此計算之下，你獲得那種高水準的發展機會為十萬分之一。

雖然正確評估一個人發展出較大肌肉的遺傳能力有困難，但是有見識的觀察者可以看出某些生理特質。如以下各節所述，這些特徵可以指出方向，以及哪些區域會因為訓練而產生比平均潛能更好的肌肉增長。

體型

雖然有無數種身體類型，但是權威機構推斷出三種容易識別的體型最為常見。一九四〇年代，美國心理學家威廉·謝爾登透過分析這三種類型中每種類型存在的程度來對個別身體進行分類。他稱他的系統為體型分類。他的三種體型類別為內胚型、中胚型和外胚型。

內胚型偏向於柔軟、圓潤的身體輪廓；典型的內胚型是矮而胖，擁有圓胖的軀幹、粗脖子，以及肥短的四肢。中胚型偏向肌肉發達的身體；真正的中胚型體型既結實又強壯，同時肩膀寬闊且肌肉發達，還有強而有力的胸膛與四肢，而且體脂肪很少。外胚型偏向消瘦；外胚型的體型通常較高，軀幹與四肢總是很瘦，體脂肪或肌肉皆不多。

肌肉長度

其他因素也可以決定一個人的肌肉最終能變得多大，其中一個最關鍵的是肌肉的長度。肌肉是由肌腹與兩端的肌鍵所構成，所以一條肌肉稱作肌肉和肌腱部位。肌肉和肌腱部位的質量愈大，代表擁有愈多材料可以生長。肌肉的長度是由肌腱將其固定在骨骼上的位置來確定，因此無法增加。因為一條肌肉的寬度絕對不會超越其長度，如果可以，那麼收縮就無法發生。所以對於任何一條肌肉而言，體積的限制因素就是受遺傳決定的長度。

儘管如此，以上公式仍有一些彈性空間。一個人二頭肌肌腹較短，不一定表示其他身體部位的肌肉也都較短。在任何人的肌肉組織中，任何一條特定肌肉的長度似乎是一種隨機的特徵，會隨著身體部位的不同而有差異。全身肌肉長度和 / 或大小都一樣的人非常少見。

骨骼組成

在評估個體發展大型肌肉組織的潛力時，一定要考量到骨骼組成，而骨骼組成由身體骨骼的長度、密度和結構決定。健美運動者的的身體比例是通常是寬肩、窄臀以及中等長度的手臂和雙腿。

脂肪分布

肌肉的大小的增加受遺傳影響，脂肪細胞的數量也是。這些細胞的分布同樣經由遺傳決定。平均來說，不肥胖的人擁有大約兩百五十億到三百億個脂肪細胞；中等肥胖的人擁有約五百億個；而極度肥胖的人則多達兩千四百億個。這麼大的範圍解釋了一些過度肥胖的人幾乎不可能永久性地減去脂肪。

神經肌肉效率

　　神經肌肉效率意指神經系統與肌肉之間的關係。肌肉如何受神經支配以及大腦如何啟動肌肉，決定了在抵抗阻力產生動作時所需的肌肉力量與纖維數量。神經肌肉效率高的人有能力在最大努力的情況下收縮高多百分比的纖維。在用全力的狀況下，一般人可能收縮特定肌肉內 30％的纖維，少數人可能有能力啟動多達 40％的纖維，而更少的人甚至可以活化 50％。能夠收縮高百分比纖維就增加了收縮的能力，因此可以更用力。就耐力方面，這種天賦是個缺點，但是在刺激肌肉生長、衝刺和一下反覆的執行上它絕對是個優點。

肌纖維密度

　　肌纖維密度是一個人每立方公分的肌纖維數量。每立方公分的纖維愈多，你就有更高的肌肉生長潛力。由於無法刺激不存在的肌纖維生長，因此擁有愈多肌纖維，任何特定的肌肉質量的潛能就愈大。

肌肉形狀與大小的潛能

　　肌肉有兩種截然不同的形狀，而纖維排列在肌肉內的方式決定了該特定肌肉是否具有增加大小的潛力。兩種典型的纖維形狀分別是梭狀和羽狀。

梭狀肌的形狀像顆美式足球，上臂的二頭肌就是個例子。因為它的形狀，此肌肉有相當大的能力增加體積。

羽狀肌的纖維排列更像是羽毛的葉狀體。這種排列創造出一種拉力角，給予它們比梭狀肌更大的力量優勢。然而，羽狀肌的分層使得它們只有幾條纖維的厚度，相反地，梭狀肌纖維的分層是像果凍捲一樣層層疊疊。這些肌肉以這種方式排列是因為它們位於較小的空間中；如果它們呈現梭狀，那麼因為增加的肌肉截面積，使得每次功率輸出的提高都會導致肌肉功能性能力的下降。

羽狀肌的一個例子是手掌骨頭之間的骨間肌。任何時候只要需要抓握，它就會發揮作用。如果它具有梭狀肌的質量潛力，你的手很快就會發展成像是氣球的形狀，而抓握的功能也將喪失。同樣地，夾在小腿側面的比目魚肌，必須安置於你的腓腸肌和脛骨後緣之間。如果這塊肌肉明顯增大，它會迫使你的腓腸肌向後移動，如此一來就影響了它的拉力角，而它也會因此喪失力量。經由此敘述，應該可以清楚暸解某些肌肉以羽狀方式排列是為了防止體積的顯著增加。所以有些肌肉因為形狀而自然永遠不會明顯增加大小，因為大小不是這些肌肉的遺傳特徵。

肌肉生長抑制素

文獻指出，由於生物學原因，絕大多數人口不具備發展出超正常肌肉大小所需的生理特徵。從我們演化祖先的角度來看，容易發展出大型肌肉的能力在那個食物短缺的時代是生存的一大劣勢。肌肉是新陳代謝活躍的組織，當能量不足時，光維持並支持正常大小的肌肉組織就是個考驗，因此，由於肌肉組織的高熱量需求，擁有超正常程度的肌肉組織，對人類而言幾乎是不可能。

訓練者可能不願意接受此事實，但是過多的肌肉會導致明顯的演化障礙，因此需要一種內部機制來約束肌肉可生長的大小。大自然透過提供肌肉生長抑制素來回應此需求。

一種名為生長分化因子 -8 的特殊基因會製造這種蛋白質，此蛋白質的功能是阻止肌肉幹細胞或衛星細胞變得更大。事實上，生長分化因子 -8 控制了肌肉的生長範圍。大部分的人都有大量的生長分化因子 -8，因此也會有大量的肌肉生長抑制素循環全身，這就適度限制了身體將產生多少肌肉量。

肌肉生長抑制素首先在比利時的牛群身上被發現。雖然比利時沒有那麼多開放的平原，但是該國的養牛者仍能生產出一種比普通牛多了高達 30％肌肉量的公牛。他們很明顯是經過一段時間的選擇性育種，才創造出一種如海克力士般的公牛品種，也就是現在的比利時藍牛，相較於標準肉牛，比利時藍牛的肌肉量多了二到三倍。在美國，類似的選擇性育種過程產生了稱為皮埃蒙特的牛。

牛的肉愈多等於愈多肉品產量，因此可以用來賺更多的錢，研究人員開始研究為什麼比利時藍牛會如此反常的巨大。他們意外地發現，這種品種的牛缺乏肌肉生長抑制素蛋白質的基因（生長分化因子 -8），而他們相信此差異就是那些牛群肌肉如此發達的原因。

　　約翰霍普金斯大學的研究人員 —— 李石進和亞歷山卓・麥克佛倫測試了這個理論，他們以同窩出生的雙胞胎老鼠做實驗，這些老鼠經歷了一個過程，導致牠們出生後會缺乏生長分化因子 -8 的基因。兩位研究人員觀察到這些老鼠的肌肉變得異常發達。這項研究證實缺乏生長分化因子 -8 的作用，是導致過多肌肉組織的原因。[2]

　　這些研究人員的數據激發了科學界的極大興趣，並鼓勵了其他涉及動物基因剔除的研究，這些研究都發現相同的結果。科學家明白他們可以剔除此基因並且產生可預測的結果後，他們就知道自己成功地辨識出導致肌肉大量增加的基因以及它的作用蛋白質。當人們發現，諸如肌肉萎縮、愛滋病、飢餓和癌症等肌肉耗損狀況都可以藉由操作這個基因而受益時，人們對這項研究的興趣迅速地蔓延。

　　科學家們試圖確定是否有辦法達到肌肉增加的效果，但又不需要刪除所討論的基因。許多基因負責編碼多種蛋白質或信號，如果你剔除一整個基因，就可能會在獲得有益效果的過程中造成一些負面的影響。在此情況下，研究人員不是嘗試發展出一種可以把基因剔除的藥物，而是開始將注意力轉移到尋找一種可以結合該基因產物蛋白質的方法以抑制其作用。他們研究的第一個化合物為卵泡抑制素，它通常用於治療下視丘腦下垂體軸線的荷爾蒙疾病。

　　一九九七年，研究人員開心地發現卵泡抑制素實際上可以在受器表面結合某些荷爾蒙，從而阻止它們的作用。想像此過程的最好方式為把肌肉生長抑制素想成一把鑰匙，而卵泡抑制素是覆蓋在鑰匙主幹上的媒介，所以鑰匙就不再適合其受器的鑰匙孔，而另一種媒介會覆蓋住肌肉生長抑制素鑰匙的手柄而非主幹。卵泡抑制素被發現在這方面的效果很好，它能夠有效地結合綁住生長抑制素並抑制其功能。研究人員因此能夠藉由覆蓋住蛋白質的受器界面，而非完全剔除該基因，來產生使肌肉加倍的效果。

　　阻礙研究人員成功的一個問題是此效果並非孤立的：儘管卵泡抑制素會綁住目標蛋白質，但是它也結合了其他的荷爾蒙。所以他們只能重新去發展一種更特別、單細胞繁殖的抗體類型。他們需要某件針對肌肉生長抑制素蛋白質的東西，以阻斷它在體內的功能。這項嘗試很成功，而 Metamorphix 這間公司獲得了此產品的專利，這家企業以風險投資資金起家，其負責人是研究者：李和麥克佛倫。Metamorphix 擁有此產品在動物領域中使用權利的專利，而人類藥物版本的權利則賣給惠氏藥廠。

　　為了從動物跨足到人類研究，重要的是要發現一個自發性肌肉生長抑制素缺失的人類範例。研究人員必須能夠證明肌肉生長抑制素的缺失在人類身上是自然發生的現象；否則，人類研究諮詢委員會將不會同意，並且會阻止使用人類作為研究對象。因此，在隨後的一九九八年至二〇〇四年間進行了驚人的尋人任務，以找出人類肌肉生長抑制素缺失的實例。

　　麥克佛倫和李開始採集健美運動者的血液樣本，他們寄給本書作者之一道格·麥格夫血液採集工具組，嘗試取得由道格認為可能是候選人的血液樣本。這種方法到頭來什麼都沒找到。原因與恐懼針頭無關；一切都跟金錢有關。獲得血液樣本需要受試者的知情同意，所以前提是受試者對於研究人員用他們的血液樣本進行的研究必須有充分的瞭解，也就是說他們必須明白那種極端、令人印象深刻的肌肉是來自遺傳，並非特定訓練、藥物或補充品。很快地，研究人員就發現許多具有這種天賦的人不僅可以贏得體育競賽和健美比賽，還可以幫許多產品背書去賺取豐厚的代言費，而他們本身的訓練計畫或食品補充品是最有利可圖的。如果讓大眾知道事實上是他們的肌肉生長抑制素有缺失，將會大幅減少他們賺錢的機會。

儘管研究人員在尋找專業運動員上遇到困難，但是二〇〇四年六月二十四日，出現了一項重大突破，《新英格蘭醫學期刊》宣布在德國的一位幼兒身上發現了肌肉生長抑制素的突變，[3] 為科學家進行人體測試打開了閘門，並發展出一種人體藥物。該藥物稱為 Myo-O29，它經過了第一階段的試驗，但是從那之後就十分可疑地音訊全無。

這一系列研究進行的同時，其他動物也顯示透過選擇性育種，同樣可以發展出肌肉生長抑制素缺失的品種。舉一個很好的例子，在賽狗的世界中，這種發展已成為一個巨大的爭議。許多最好的賽狗都是惠比特犬，而我們一再看到贏得最多比賽的惠比特犬顯得肌肉異常發達。研究人員注意到此情況後，他們開始測試這些動物，並且發現經由選擇性育種，這些種類的惠比特犬缺乏肌肉生長抑制素。[4] 如果你在網路上搜尋「Wendy the Muscular Whippet」，你將會對普遍瘦小的惠比特犬可以變得如此健壯感到震驚不已。

缺乏肌肉生長抑制素的影響不僅是極度健壯的肌肉，還有較低的體脂肪。這兩種效果的額外好處為它們似乎是同時產生，使得擁有這種天賦的人在外表上非常顯眼，或者套個健美運動者喜歡說的字就是肌肉線條分明、精壯的。[5]

再次重申，許多女性害怕而男性渴望的極度肌肉發達的外觀，似乎完全取決於一個人肌肉生長抑制素的水平。不論你喜歡與否，擁有較大肌肉和具有最大潛力發展出巨大肌肉量的人只不過是演化過程中的漏網之魚。畢竟可以造成肌肉組織快速增加，且即使在攝取足夠熱量的情況下，又能迅速減少體脂肪的東西，並沒有太多生存的價值。

除了肌肉生長抑制素外，還有其他遺傳因素會決定你對於訓練的可能反應與可能的肌肉大小，當然量身訂製訓練方案如何變更以使這些遺傳特徵能夠充分表達出來也有影響。這些遺傳因素包括纖維神經促進激素、介白素 -15、α - 輔肌動蛋白 -3、肌凝蛋白輕鏈活動酵素與血管收縮素轉換酶。[6]

纖維神經促進激素

纖維神經促進激素是一種促進運動單位存活的化學物質。纖維神經促進激素會隨著年齡而減少，但是將此化學物質注射到年老的實驗室動物體內，能夠顯著增進牠們的力量與肌肉量。纖維神經促進激素的多少也影響了可能的肌肉大小。

介白素 -15

介白素 -15 的基因組合與阻力運動的正面反應密切相關。介白素 -15 是藉由三種不同的基因可能性表現出來：AA 類型、CA 類型和 CC 類型。進行阻力運動後，就肌肉大小的反應而言，介白素 -15 的 AA 基因型比起 CC 基因型產生更大的增加，而 CC 基因型對該區域影響最小或沒有影響；CA 基因型則產生中等程度的反應。然而，就肌力訓練後的力量反應來說，結果卻完全相反：AA 基因型產生的力量增加最少，但是增加的肌肉量最多；CC 基因型的力量增加最大，雖然肌肉量的增加最少。CA 基因型同樣產生中等程度的反應。總結來說，介白素 -15 基因型可以決定某人進行阻力運動後產生的肌肉大小與力量的反應。

α- 輔肌動蛋白 -3

　　α- 輔肌動蛋白 -3 是快縮骨骼肌肌緣纖維中一種肌動蛋白纖維的組成部分。全部人口之中，有將近 18％ 的人缺乏這種蛋白質。但是，將焦點縮小到只有運動員則呈現出完全不同的組成：迄今為止，沒有任何一位世界短跑冠軍被證實缺乏 α- 輔肌動蛋白 -3；不過，所有耐力運動員的冠軍之中，有 1/3 的人缺乏。7 顯而易見地，如果你想成為一位以力量或速度為基礎的運動員，你的基因組中最好具有 α- 輔肌動蛋白 -3。至於它在肌力訓練中的作用，一些初步研究指出，缺乏 α- 輔肌動蛋白 -3 的人比擁有 α- 輔肌動蛋白 -3 的人傾向從肌力訓練中獲益更多。需要注意的是，其中一些研究受到批評，因為用於檢驗那項假設的實驗方法採取相對較大的訓練量，因此強度相對較低。據推測，如果實行較低訓練量 / 較高強度的訓練計畫，則擁有 α- 輔肌動蛋白 -3 的受試者會得到更好的效果。

肌凝蛋白輕鏈活動酵素

肌凝蛋白輕鏈活動酵素會在肌凝蛋白輕鏈上將肌凝蛋白與肌動蛋白纖維聯結。你擁有愈多這種蛋白質，可以發展出的橫橋就愈多，因此可以表現出更多力量。另一方面，你的肌凝蛋白輕鏈活動酵素的作用愈高，你用力時的侵入程度就愈大，愈容易產生肌肉損傷，而你在訓練之間的恢復間隔也需要更長。所以，如果你剛好擁有高濃度的肌凝蛋白輕鏈活動酵素，你會比較強壯，但是你也會更深入地侵入你的肌肉，因而必須大幅降低訓練頻率才能獲得最好的結果。

發明鸚鵡螺運動設備，並且花費數百萬美元和數千個小時對各個肌肉群進行肌力測試的亞瑟·瓊斯，有次在西點軍校演講。他提到在自己測試力量輸出的受試者中，有一位剛開始時的力量水準明顯較高，但是幾次反覆後，他的力量幾乎降至零。瓊斯認為受試者沒有付出足夠的努力，因此立刻讓他離開。經過多年的研究之後，瓊斯沮喪地意識到，他在不經意的情況下，可能把他所見過的最強大的健力運動員趕走了，而該受試者的非凡能力可能直接歸因於他的肌凝蛋白輕鏈活動酵素的作用程度。

血管收縮素轉換酶

血管收縮素轉換酶與決定血管張力很有關係。在負責的基因方面，你不是插入一個基因（「i」基因）就是缺失一個基因（「d」基因）。一個人若擁有血管收縮素轉換酶的兩個插入基因（「ii」基因）

通常具有高水平的慢縮肌纖維，而且以耐力為導向；反之，雙重基因缺失（「dd」）的人則主要具備快縮肌纖維，尤其以強而有力和「衝刺」導向。擁有插入／缺失組合（「i/d」）的人則通常介於中間。這種酶的「ii」具抑制性：它使肌力訓練的反應變遲鈍。擁有「ii」版本的人可能會對較高反覆次數、較長持續負重時間，甚至是多組訓練做出更好的反應；反之，那些擁有雙重缺失的人似乎不論利用何種訓練方法都能夠變得更強壯。

高強度反應者

實際上，遺傳研究顯示，能夠對高強度和低訓練量的訓練方案做出最佳反應的人是擁有 α- 輔肌動蛋白 -3 的訓練者。因此，這類人更適合作為短跑衝刺選手而非長跑運動員。最好的反應者也可能會擁有肌凝蛋白輕鏈活動酵素，這可以從父母雙方遺傳得到。這類訓練者將從阻力運動中獲得較大的力量增加，但是肌肉損傷和侵入的程度也會較大，而且每次訓練之間需要較長的恢復時間。

此外，這個人將具有血管收縮素轉換酶的雙重缺失，伴隨相對較高的快縮肌纖維百分比。因此，就肌力方面而言，會對較低反覆次數和較低訓練組數有較佳的反應。

中等強度反應者

缺乏 α- 輔肌動蛋白 -3 的訓練者肌凝蛋白輕鏈活動酵素的濃度也

較低，且擁有血管收縮素轉換酶的「ii」版本。一位結合了這三種因素的訓練者，將會對光譜中強度稍低但運動量稍高的訓練產生較好的反應。不過，撇開理想，沒有證據顯示你無法擁有這三種要素的其他組合，如此一來，你可能會處在訓練光譜內的任何位置。

這些證據所引出的結論是，遺傳標記將控制你對適當運動的反應程度，以及對哪種訓練方式的反應會最佳。目前，測量一個人這些遺傳組成的最佳方法是經由肌肉活組織切片檢查，但這可能不是一種實際的方式。此外，大多數的肌肉活組織切片都是取自股四頭肌群中的骨外側肌，但是也無法確定那些特定基因的作用在體內的各個肌肉群皆相同。就我們所知，你的胸肌可能擁有完全不同的基因組合。

好消息是你不必，知道自己這些個別基因因子的特定表達是什麼，也可以得到最佳的訓練反應。重要的是你知道它們的存在，而且你有勤勞地記錄自己訓練的成果，這樣你可以測量自己的進展並且辨別出什麼方法可以造成你的表現退步或進步。掌握了這些知識，你就可以自己進行必要的微調，如此一來，你可以從每次的訓練中獲得最大的利益。只要你有愈來愈強壯，而且力量增加並非以犧牲動作品質為代價，那麼你可以放心，你的訓練強度、運動量和頻率對你的基因型來說就是正確或最理想的。

表觀遺傳學

沒錯，你的遺傳天賦對於你的訓練反應來說可以是個恩賜或是個障礙，但是這不代表你必須擁有最完美的基因，才會有良好的訓練效果。即使缺乏遺傳天賦的運氣，你仍可以透過自己做的事情和下的決定來增進運動對你身體的影響。這一驚人的發現屬於表觀遺傳學的範疇。

雖然表觀遺傳學被視為是分子生物學的新領域，它的起源可以追溯到二十世紀初。目前表觀遺傳學的討論引用了希臘文的字首 epi-，意思是「在……上面」或「在……之上」。介紹此科學之前，遺傳被認為僅能藉由基因鹼基對的序列所操作，鹼基對編碼由體內特定基因負責表達的特定蛋白質。長久以來我們都假設任何可能發生的變化都來自實際基因序列變化的結果，而且這種變化僅能透過自發性突變，或由科學家故意操縱某個基因來完成。然而，現在已經顯示基因可以發生其他不涉及改變基因序列的變化。這些變化對一個人基因的作用方式有顯著的影響。

大多數表觀遺傳學的改變都與基因的化學鍵有關。像是甲基化，是指附加了一個甲基的基因；乙醯化，是指附加了一個乙醯基的基因；磷酸化，是指附加了一個磷酸基的基因；還有染色質重塑。染色質重塑尤其值得注意，它是在基因上面產生了一種蛋白質複合物，這將決定細胞核內的基因形狀。某些類型的染色質可能造成基因包裝得更緊密；在這種情況下，這些區域的基因通常不會表現出來。表觀遺傳學的改變可以影響染色質，以及基因的緊密程度，因此，可以決定該特定的基因是否會被表達或被忽略。

有趣的是，這些各式各樣的微小變化是在基因分子上發生，而且是受環境影響所產生。到目前為止，表觀遺傳學研究主要是以囓齒動物為對象。舉例來說：文獻記載，在某些大鼠身上，母親舔和梳洗的表現會在表觀遺傳學上影響接受梳洗大鼠的基因，而這些基因會影響鎮定行為或是神經質、焦慮行為。

環境影響的力量

曾經人們認為只有基因骨幹的變化可以遺傳至後代，但現在科學家發現，這些表觀遺傳學上的變化也可以遺傳到受影響之後的第四代。這些變化的兩個已知觸發因素是行為和飲食影響。在一個例子中，讓某種被培育為肥胖的大鼠種族吃一種特殊飲食，該飲食含有高濃度的葉酸，葉酸向控制代謝和肥胖的某些基因貢獻了甲基。此過程將原本應該肥胖的大鼠變精瘦。然後，這種遺傳變化被傳承給之後二到四代的子孫。

另一個與肥胖有關的表觀遺傳學變化的例子是攝取某些有毒的化合物。這些毒物中含有多酚類，這種物質被用於可回收的塑膠製品中，並且與導致肥胖的表觀遺傳學變化有關。多酚類存在於各種用於包裝的塑膠中，如瓶裝水和微波食品，甚至是三明治的袋子。據推測，這些化學物質是導致先進國家肥胖流行的因素之一，但在低度開發地區卻沒有發現。

表觀遺傳學的科學已經顯示，大量環境影響可以使人類的基因造成如此多的改變，並且擁有對該個體及其後代產生影響的力量。這些影響相當多樣化，從簡單的行為，如清潔到更複雜的變項，如飲食與運動，而且皆受人們的意識所控制。

如果你想像一條無限長的基因鏈，這些表觀遺傳學的改變就像是開關；它們會開啟或關閉某個基因。當基因被不適當開啟，可能會導致疾病；但是如果沒有被開啟或以適當方式開啟，則不會導致疾病。這些「開關」對於物種的健康與長壽至關重要。它們與你的基因分子以一種密碼溝通，溝通內容是：「如果這樣，那就那樣」以及「如果那樣，那就這樣」，根據你做的事情，讓你開啟和關閉影響健康或其他要素的基因。

　　你做的這些選擇是動態的而且相對隨機，因為它們不是線性的；所以，效果不總是與原因成比例，有時候甚至遠遠不成比例。雖然你永遠無法預測影響的程度，但是你絕對可以預測自己選擇的生活方式將直接影響你的基因作用與健康。這就是運動發揮作用的地方，並且可能會產生比目前所理解的更大影響力。儘管在本章中我們已經討論過，一個人建立肌肉的遺傳潛力幾乎是不變的，但表觀遺傳學的科學卻點出了一個事實：就運動和生活方式來說，人們的選擇可能會對他們的健康和基因組造成長期的正面影響。

　　在生活方式的選擇方面，有證據指出，某些表觀遺傳學的改變只透過一個人目前的優點就可以影響他人。例如：如果你進行適當的肌力訓練並且變得更強壯，這不只代表你未來的孩子可能會擁有那些基因益處；還代表只要他們也能享受跟你樣的環境，任何已經出生的小孩也都可能獲益。相同的事實也適用於負面因子：有些研究指出假如一個人習慣與肥胖的人相處，肥胖的風險可能增加高達57％。二〇〇七年六月二十六日，《新英格蘭醫學期刊》就刊登了一篇這樣的研究。[8] 所以，你不僅是透過生殖行為將這種改變傳遞下去；也可以經由環境來傳遞。[9]

　　其實媽媽一直以來都是對的：同儕有巨大的影響力。如果表觀遺傳學對人類的影響像對其他動物研究上面的動物一樣強大，它就可能對所有事物都有廣泛的影響，包括本書所提倡的訓練類型。更重要的是，它為無法建立大量肌肉或將變得肥胖等遺傳傾向的人提供希望。現在已經有令人信服的證據顯示表觀遺傳學的改變可以非常明顯，人們其實可以透過環境去改變它們的基因作用。從本書的觀點來看，我們可以提出的最有希望的事實是，聰明的適當運動可以在分子層級上產生有益的變化，將會對你和你周圍的每個人，尤其是你的後代造成影響。知道自己可以做出更好的適應性改變相當令人振奮，而且那種適應性是可以傳遞給他人的。

　　曾經我們認為人類的適應能力，以及某些基因可以被傳承下去的能力，皆取決於出生時由遺傳得到的基因，不會再改變了。這種概念顯然屬於決定論，與經驗主義不太吻合。你從經驗就能知道什麼有效、什麼無效，你一定會納悶為何這種概念與科學如此格格不入。進一步審視，透過一定程度的自由意志與控制自己的命運來補足決定論，可以得到更合理的結論，而生物學剛好支持此一修正。在這種架構內，我們希望你瞭解，只要選擇我們提供的運動計畫，你可以說正在進行根本上的改變，而這種改變影響了「我們種族的適應能力」。

　　即使表觀遺傳學仍處於萌芽期，但是某些事情似乎已經很清楚。最重要的是，透過我們在本書中所認可的步驟類型而達成的進展具有顯著的影響，既可以影響生理與心理，還可以影響某些身心狀況。雖然瞭解自己的限制為何並且不要因此而受挫很重要，但是也要瞭解環境與意志對我們行為舉止的影響可以造成不同的後果。環境中的一切都會用某種方式決定你的基因將如何作用，因為如同之前所討論的，基因不僅可以自我複製，也會把自己傳遞下去。因此，基因具有一定的可塑性以便提供適應性優勢，如此才更能確保身體這台「租賃汽車」可以將其載往未來。

CHAPTER

9

減脂的科學

脂肪是個驚人的組織。它確保人類度過了兩次冰河時期以及沒完沒了的乾旱與饑荒。僅一磅（約零點四公斤）的脂肪就可以儲存三千五百大卡的驚人熱量，以備將來任何時候使用。因為它是休眠組織，所以把它保存在體內幾乎沒有代謝成本。身為人類，我們能活著全都歸功於脂肪。比脂肪的能力更令人感到驚奇的，是圍繞著這種特殊身體組織的眾多誤解。

脂肪儲存

關於脂肪最大的誤解可能是脂肪不健康這個觀念。實際上，脂肪可能是我們之所以能活著的主要原因。縱觀人類歷史，擁有隨時可取得的食物並不是常態。有食物就吃並儲存多餘熱量供未來使用的能力，是手邊沒有食物時人們得以存活的理由。脂肪儲存代表身體健康，表示新陳代謝的資源很豐富和此生物苗壯成長。雖然極端、過分充足的體脂肪會對身體造成壓力並損害健康，但是現在流行的瘦可能同樣有害。然而，不健康的體脂肪程度每十年都不斷在增加。說穿了，讓人類在歷史中可以生存下來的適應能力現在已經轉變成一種潛在的殺手。

瘦素

正如人體內建肌肉生長抑制素的生長分化因子 -8 基因，會限制一個人可以長出多少肌肉量一樣，身體也有一個遺傳設定點可以控制一個人能夠攜帶多少體脂肪。此基因稱為「肥胖基因」，它會產生蛋白質瘦素，這是一種強烈的食慾和食物攝取抑制物。隨著一個人的體脂肪增加，會分泌更多瘦素，導致食慾下降，使體脂肪水平保持穩定。同樣地，如果一個人的體脂肪減少，瘦素分泌也會降低，食慾就不會被抑制。所以，我們似乎繼承了對我們的環境最有效率的體脂肪設定點，就像我們的祖先所繼承的一樣。

肥胖人口逐漸增加的原因

　　問別人為什麼肥胖的人愈來愈多，你將得到可以預期的答案。普遍的假設是，現代生活中的省力科技使我們更加久坐不動，而且與祖先相比，我們的體力活動要少得多。也就是說因為身體活動會燃燒熱量，而今日的人們相較於以前更加缺乏身體活動，所以我們無法像以前那樣消耗掉熱量。這則論述看似符合邏輯，但就兩方面而言不正確。

　　第一，身體活動燃燒的熱量遠比一般所想的還少，本章稍後會進一步討論。不用說，為了生存，人們必須能夠有效地利用能量，以免在狩獵和採集食物的過程中餓死。第二，我們的祖先並不像我們幻想中的那樣勤勞活動。人類學家在全球不同地區觀察的原始部落顯示，原始的採集狩獵生活方式與現代大多數人相比，身體活動程度反而低上許多。在澳洲，原住民在現代與傳統原住民生活之間輪替，而在他們更原始的生活模式之下，他們的活動程度反而低得多。所以，儘管眾人的想法是如此，但其實增加活動並非今日肥胖危機的解決辦法。

　　現代肥胖的真正源頭是由於食物充足。如果我們給你一卷巨大的工業用衛生紙，當我們展開它時，由你負責拿在手上，那麼你最後會擁有一條非常長的衛生紙。如果我們從最後一段衛生紙處撕開，把剩下的部分留給你，那麼你的衛生紙長度將代表人類歷史中那段飢餓是每天真實威脅的時期。而剩下殘留在捲筒的衛生紙則代表大部分的飢餓威脅得到解決的時期。自從經濟大蕭條和第二次世界大戰結束以後，飢餓就不曾在工業化世界中真正發生過。對大約過去十五萬代的人類而言，有效的脂肪儲存是生存所必需的，但是在最近三四代人類的身上，已經看到因為有效的脂肪儲存而導致肥胖。

問題不在於今天的人類不活動；而在於很容易攝取到熱量。用餐者根據被給予的食物大小來判斷餐點的價值，而人們外出吃飯時，他們想讓自己感覺肚子很飽。關於這一點，研究表明，感到滿足和飽足之間存在著大約一千大卡的差距；而感覺飽足和感覺肚子很撐之間又差了兩千到三千大卡的熱量。如果你去吃到飽的餐廳並且吃到撐，那麼你可能攝取了多達四千大卡不需要的熱量。

當發生這種情況，人們通常隔天會去跑步以「消耗那些熱量」，但是根據《賽跑者世界》網站（runnersworld.com/cda/caloriecalculator）上的熱量計算機，若想燃燒掉那麼多熱量，一位一百八十五磅（約八十四公斤）重的男性需要持續跑步將近二十九哩（約四十七公里）；一位一百二十磅（約五十四公斤）重的女性則要跑將近四十四哩（約七十一公里）。所以問題不在消耗太少熱量，而是吃進了太多的熱量。

健身業界的謊言：運動不會消耗那麼多熱量

　　你到一間健身房然後踏上一台踏步機或跑步機，機器以電子方式提示你輸入你的體重數字，選擇你的速度或計畫，然後開始你的訓練。當你在設備上努力運動時，你會被螢幕上顯示出你燃燒掉的、不斷上升的熱量數字所激勵。大約一小時後，機器螢幕閃爍著你已經燃燒了三百大卡的熱量，讓你感覺很有成就感。現在，在你擦掉額頭上的汗水並試著調整呼吸時，讓我們來問你個問題：為什麼機器要提示你輸入你的體重呢？如果你回答：「為了計算我燃燒了多少熱量，」那麼你是對的；但是你很可能沒想到它需要體重的主要原因是為了計算你的基礎代謝率。

　　根據判斷一個人基礎代謝率的計算機，如探索頻道網站上的：一位三十五歲，身高五呎十吋（約一百七十八公分），體重一百八十五磅（約八十四公斤）的男性，每天的基礎代謝率將會是一千八百六十六點六大卡。一位二十五歲，身高五呎四吋（約一百六十三公分），體重一百二十磅（約五十四公斤）的女性，基礎代謝率將會是每天一千三百五十二點七大卡。也就是說，這兩個人光是維持他們的基礎代謝率，每小時就會分別消耗七十七點七七五和五十六點三六二五大卡的熱量。因此，在跑步機上燃燒的那三百大卡是包含你的基礎代謝率在內的熱量消耗，而非在基礎代謝率外又消耗了三百大卡。

　　所以，如果你是上述那位一百八十五磅重的男性，在跑步機上經過一小時的努力消耗了三百大卡，那麼你其實大概在基礎代謝率外又多消耗了約兩百二十二大卡的熱量。如果妳是那位二十五歲的女性，經由跑步機燃燒了三百大卡的熱量，那麼妳一個鐘頭的努力實際上是在基礎代謝率外又多消耗了約兩百四十三大卡。如果在訓練完在回家的路上，你在星巴克停下來並決定點一杯大杯的焦糖星冰樂（三百八十大卡／杯）你不僅白費了剛才在跑步機上的所有「脂肪燃燒」工作，還在你的每日熱量攝取上增加了額外的熱量，就範例中的男性與女性，分別是約一百五十七大卡和一百三十六大卡，這多餘的熱量最終可能會以脂肪的形式儲存在你的體內。

　　想想看：如果一般人體的新陳代謝效率如此低下，是以健身器材上顯示的速度去燃燒三百大卡，那麼人類這個種族永遠無法生存。人們會在找到可以吃的食物之前，就因為採集狩獵所燃燒掉的熱量而餓死。以這種熱量燃燒的速率而言，人們的代謝效率幾乎只足夠讓我們存活到前往一間雜貨店。大部分的人盲目地接受健身器材上所顯示的資訊，並將運動轉變成一種赦免罪惡感的形式。享用點心然後感到罪惡？只要去健身房並且在踏步機上運動，直到螢幕上顯示出六百大卡的熱量。除了看起來很可悲之外，它根本就沒有用。

　　讓我們假設範例中的男性和女性有決心和時間每週七天都使用跑步機來運動。我們知道如果從他們消耗的三百大卡減去基礎代謝率，剩下的是他們靠運動燃燒掉的約兩百二十二和兩百四十三大卡。一磅（約零點四公斤）脂肪含有三千五百大卡的熱量。如果他們的食慾沒有因為跑步機訓練而增加，只是維持穩定的熱量攝取，則利用這種額外的活動，該男性將需要十五點七四天，女性將需要十四點三六天才能燃燒掉一磅的脂肪，而且是在沒有其他變項發生的情況下。很不幸地，有一個幾乎沒有人會考量到的重大變項：肌肉流失。要在一台踏步機或跑步機上運動夠長的時間以達成消耗三百大卡的目標，你一定是從事低強度、穩定狀態的活動。

穩定狀態的活動不會造成肌肉高強度的要求，所以才能進行這麼久。這種類型的活動不會讓你的肌纖維大量參與其中，而是一遍又一遍地使用你一小部分、最弱的慢縮肌纖維。當你進行這類型的運動時，你的身體可能會透過使你喪失肌肉量來適應，畢竟你只使用這麼一小部分的肌肉量去從事一項工作，其他肌肉將被身體視為累贅、無用和麻煩。事實上，若一個人堅持每週七天都進行穩定狀態的訓練，經過六個月到一年的時間，他很可能會失去五磅左右的肌肉組織。

肌肉組織是體內代謝最旺盛的組織。你每天光維持一磅的肌肉組織就需要五十到一百大卡的熱量。我們先假設它每天需要的熱量較少，即五十大卡：如果你在跑步機上從事穩定狀態的「熱量燃燒」運動而流失了五磅的肌肉，就會導致每天減少消耗兩百五十大卡用來維持這些肌肉的熱量。

回到我們假想的跑步機使用者身上：他們消耗掉的兩百二十二大卡和兩百四十三大卡可能現在會變成一百六十和一百八十大卡，因為經過練習，一個人的跑步經濟性會進步，因而需要花費的努力較少。穩定狀態活動中大部分感受到的體能進步，其實是身體找到一種方法透過改善動作的經濟性而使得運動更容易，並非是因為心血管功能改善的緣故。所以一位跑者從事另一項穩定狀態的活動，如飛輪，會氣喘吁吁。如同第二章提過的，跑者在冬天於跑步機上做訓練，當春天來臨，他們在道路上跑步時會感覺自己的有氧狀況大幅降低。所以，我們來算算，一個人每天在基線之上額外燃燒了一百六十到一百八十大卡，但是當我們減去因為肌肉流失而減少消耗的兩百淑大卡後，他們在這麼努力的情況下，現在每天身上反而多出九十和七十大卡的熱量。

此外，因為過度訓練所產生的壓力荷爾蒙也會刺激脂肪的儲存。任何嘗試過這種減肥計畫的人都可以證實，你最終會感覺自己失去活力、情緒低落，甚至最糟糕的情況是變得更胖。真相是：你無法用身體活動去抵消過多的熱量攝取。

肌肉是燃燒熱量的關鍵

記得當你還是位青少年，可以把眼前的所有食物吃光又不會發胖的日子嗎？在你三十多歲的某個時候，事情改變了。現在似乎只是看著食物就能使你發胖。到底發生了什麼事呢？

對大部分人來說，最大的不同是相較於青少年晚期和二十歲出頭，成人期的肌肉量會減少。隨著年齡增長，自然會流失肌肉，這是一種稱為肌少症的情況，加上身體活動的強度也減少，因此使肌肉進一步地流失。這種肌肉組織的流失使靜止代謝率急遽下降。如果你減少五磅（約二點二公斤）的肌肉，二十四小時內，你燃燒的熱量將減少大概兩百五十大卡。雖然聽起來沒有少很多，但是它會隨著時間累積。如果你流失肌肉，飲食習慣仍維持像年輕時那樣，那麼大約十四天，你就會增加一磅（約零點四公斤）的脂肪。在二十週內，你將增加十磅（約四點五公斤）的體脂肪。

擺脫體脂肪累積的關鍵在於重新取回你失去的肌肉以回到你年輕

時的代謝狀態。你可能曾經聽過人們說：「肌肉有記憶」，這是一種有根據的流行說法。經由適當的運動刺激，休眠的肌肉組織會再度啟動並長回它之前的大小。當你恢復每天需要消耗兩百五十大卡才能維持的肌肉時，曾經讓你頭痛的增重問題，現在變成減重的一大利器。當你變得更強壯，你將自然而然參與更激烈的活動，而這種情況使你能夠減輕體重，又不需要花費太多注意力在計算熱量和食物選擇上面。你的飲食愈合理，就愈容易堅持下去。當你搭上成功的正向循環時，你也許更可以像青少年時期那樣的進食。你身上只要增加五磅（約二點二公斤）會燃燒熱量的肌肉，就可以帶來真正的改變。

適度運動與判別式脂肪減少

　　肯・哈金斯是恰當解釋「判別式脂肪減少」的第一人。根據肯的說法，人體可以被想成是一間由董事會所掌管的公司。以低於維持身體運作所需的熱量去運轉的身體可以說是處於熱量赤字的狀態，就像是一間財政赤字的公司一樣：而各個身體組織就像公司內的不同部門。他接著提出兩種情況：

　　第一種情況，雖然預算赤字，但沒有任何部門有異常的需求，所有部門都可能裁員。因此，董事會解雇了一些脂肪、一些肌肉、一些骨骼和結締組織，以及一些神經組織。這間公司的規模變小了。

　　第二種情況，也有預算赤字，但是肌肉部門表現出較大的需求。因此，肌肉部門不會裁員，反而必須招募更多肌肉。如此一來，脂肪部門就必須進行大規模的裁員。此外，骨骼與結締組織無法減少，因為它們的支持是肌肉部門所必需的，而肌肉組織如果沒有透過強韌的結締組織連結在強壯的骨頭上，就無法發揮作用。因此必須開除更多脂肪。神經組織也不能解雇，因為新的肌肉也必須受新的神經組織所支配才會有用，這將使脂肪部門裁員更多的人。經由這些調整，這間公司將發生明顯的改變。這種情況下，身體減去的所有重量全部都會是脂肪。你添加了適量的足以改善身形的肌肉，並拋棄了大量破壞體型的脂肪。

儘管肌肉增加可以提高代謝率，因此幫助你每天燃燒更多熱量，但是如果沒有注意營養對減脂的影響，就容易使吃進去的超過訓練計畫所消耗的，或者是選擇的食物破壞了你的減脂目標。養成攝取自然狀態食物的習慣，你可以把你的食慾和脂肪儲存量降至更容易管理的程度。一旦成功達到這一點，加上胰島素濃度也獲得控制，那麼身體幾乎會自動把營養做分配以產生最多的瘦體組織和最少的脂肪儲存。

一場演化的賭博

要瞭解如何減脂，可以先瞭解為什麼人類會獲得脂肪。聽起來可能很奇怪，這是因為人類有顆大腦袋。純粹是偶然的意外，不同的演化分支選擇了不同的適應能力作為它們生存的主要工具。對人類而言，生存的主要工具是頭腦。我們是把演化賭注放在大腦袋上的動物種類，而這是一場可怕的賭博。我們為了換取這顆大腦袋所做的交易是在分娩時有更高的死亡風險，這是因為我們要在嬰兒完全發育之前就讓他們出生，以使較大的顱腔能夠通過產道。

　　此外，選擇更大腦袋的另一個風險，就是是這顆較大的腦袋需要持續不斷的能量供應。從我們這種需要較高熱量的動物開始出現的幾千年之間，環境中的食物短缺一直是個存在的問題。為了生存，我們必須設計出一種代謝系統，可以持續供應腦袋源源不絕的能量，這意味著變成雜食性動物是我們的決定性優勢。發展出將蛋白質轉變為葡萄糖，並且儲存為在熱量匱乏的時候可以被利用和代謝成酮體的能量，增加了我們生存的機會。

　　現代人會變胖是因為我們演化出一種可以在食物匱乏時儲存能量的代謝系統，但是身體從未發展出一種代償性的負面回饋迴路供食物充足時減少能量的儲存，因為食物充足的時代從未存在，直到現在。所以，在目前這種食物充足的環境下，它可以維持飽滿的肝醣儲存，很容易儲存體脂肪。在缺乏負面回饋迴路的情況下，那種儲存永遠不會停止。甚至使病態肥胖的人保持飢餓，而且他們往往比瘦子還要更餓，因為他們擁有更高濃度的胰島素、肌肉細胞的胰島素敏感度非常低，而脂肪細胞的胰島素敏感度則不受影響。在這種情況下，在食物充足的期間，營養會直接分配成為脂肪儲存起來。

　　人類剛出現時，身體正常健康功能的一部分包括了前面章節所提到的合成代謝／分解代謝循環。在間歇性斷食，甚至饑荒或食物匱乏的時期造成身體營養形成了一種反轉，這是身體組織修復和復原的必要過程。間歇性的高強度肌肉運動以及隨後的休息很重要，創造出一種合成代謝／分解代謝循環，允許身體反轉肌肉組織中的蛋白質。這種肌肉用力也導致肌肉組織中的肝醣間歇性地排空，因而得以維持胰島素敏感度和儲存肝醣的能力。此分解和累積之間的盈虧對於我們這種物種的演化發展是不可或缺的。最終，一種演化為在食物匱乏時儲存體脂肪的代謝系統，由於現在人類的大腦解決了那些糧食短缺的問題，使得西方社會的肥胖問題失去控制。

減脂的熱力學

要有效減去體脂肪需要注意熱力學定律，也就是必須限制熱量。人們常說：「一大卡熱量就是一大卡，無論它的來源為何」。許多不同意此說法的人被指控反對熱力學定律，但其實也不盡然如此：他們不是反對該定律，而是忽視該定律。

熱力學定律適用於所有封閉式的能量系統，從汽車引擎到人體。熱力學的第一和第二定律基本上是說：「能量無法被創造或摧毀；只能改變形式」以及「任何封閉系統內，該系統總是會朝著熵的方向發展。」[1] 以更白話的方式來說明，這些定律是說你不可能憑空得到某樣物品，還有你永遠無法達到真正的平衡。所以為了抵銷系統內熵的發展，能量必須被輸入到該系統，而且為了進行作功，在轉換能量形式的過程中，總是因為低效能而損失一部分的能量。

無法達到平衡則是攝取食物起作用的地方。假如你吃了兩千大卡的精製碳水化合物，處理這些食物並將其轉換為儲存能量的代謝成本接近於零。反之，如果你吃了瘦肉、水果和蔬菜，那麼將這些食物轉變成可用能量的代謝成本很高。這個概念被稱為「消化的熱成本」。攝取自然且未精製過的飲食可以增加消化的熱成本。此外，穩定的血糖可以經由糖質新生來達成。與消耗碳水化合物相比，這種轉變是一種更加昂貴的代謝過程，包括了二十種以上的代謝步驟。因此，與透過攝取精製糖來完成同樣的過程相比，透過糖質新生去維持穩定血糖需要付出更高的熱量成本。此外，攝取天然食物比起攝取加工食品將能夠確保血流中的葡萄糖濃度更和緩的上升與下降，因此可以維持整體的血清胰島素在更低的濃度。

我們喜歡稱胰島素為一種「號角」荷爾蒙，因為它會喚醒其他數種代謝脂肪所必需的代謝荷爾蒙，包括升糖素、腎上腺素、正腎上腺素、生長荷爾蒙和睪固酮。所有這些荷爾蒙都會因為胰島素濃度的升高而停工。如果一個人節食，但攝取過高的精製碳水化合物，胰島素濃度可能會變得過高，使體脂肪難以動員。天然飲食提供了雙重的代謝優勢，因為促進了較高的消化熱成本，同時確保胰島素維持在較低的濃度，因此在熱量不足時也能夠消耗脂肪。

能最有效從體內減去體脂肪的公式如下：

> 攝入能量－〔基礎代謝率（主要取決於肌肉量的多寡）
> ＋ 因為適當運動而增添的肌肉＋活動的能量成本，包括運動
> ＋ 消化的熱成本＋散失到環境中的熱能〕
> ＝ 脂肪減少（如果能量攝入大於以上列出的那些能量成本的話，脂肪則
> 　　會增加）

儘管無法避免要限制熱量的事實，但是這些全都是可以在一個減脂計畫中處理的要素。如果你的熱量攝取超過支出，減少體脂肪將會是一項艱鉅的任務。

胰島素再探

訓練者尋求減少脂肪的首要條件，就是全面瞭解控制胰島素濃度在此過程中的主要作用。[2] 胰島素是一種由胰臟所製造的荷爾蒙。它整體的大範圍功能是驅動營養素的儲存；而它時時刻刻都有的功能則是維持穩定的血糖。胰島素透過與細胞表面的受氣結合來運作，如此會形成一種活躍的複合物，將葡萄糖從血液移動到細胞內部，以供代謝利用。

我們人類在演化發展期間很少接觸到可以造成血糖快速上升的單醣。在缺乏這種催化劑的情況下，我們祖先的血糖濃度很少上升，就算是短時間上升也很少見，而細胞也很少充滿著儲存的葡萄糖。因此，他們的胰島素受器對任何循環中的胰島素都非常敏感，畢竟一般來說細胞通常都有空間去存放更多的葡萄糖。細胞所儲存的任何葡萄糖幾乎都會立即被再次使用，因此很少以肝醣的形式長期儲存。在這種環境下，身體的葡萄糖和胰島素很少會升高到異常的濃度。

與飲食中無糖的祖先們相反，現在的我們住在一個單醣充足且規律攝取的環境中。因此，我們的肝醣儲存很快就滿了，葡萄糖堆積在我們的血液細胞內，所以會分泌高濃度的胰島素。結果是移到細胞內的葡萄糖會遠多於可以立刻使用的葡萄糖，而過多的糖以肝醣的形式被包裹到葡萄醣分子的長鏈中。一旦細胞充滿了肝醣，就無法再容納更多的葡萄糖。此時，身體會採取古老的能量儲存演化手法，以備在未來食物短缺時使用。

當肝醣儲存尚未全滿，葡萄糖會被移入細胞中進行糖解作用。這二十個連續的的化學反應步驟會逐漸地將葡萄糖轉換成丙酮酸，然後移動至粒線體當中。在那裡經過有氧代謝，產生高濃度的三磷酸腺苷，也就是身體的基本燃料。然而，當額外的葡萄糖試圖進入細胞時，如果身體的肝醣儲存已經滿了，則此二十個步驟的過程會關閉三個步驟，因此進入糖分解路徑。第三步驟的酵素會異位抑制，也就是在高濃度葡萄糖的情況下改變形狀。在這些環境中，糖解作用的過程無法進行，而是開始逆轉為肝醣合成的過程。然而，因為肝醣儲存已經完全滿了，所以肝醣合成的過程受到阻止，葡萄糖只好被轉移去生成一種稱為NADH 的化學物質，此物質可以促進三酸甘油酯的合成。這個故事告訴我們必須控制胰島素濃度，以創造一個允許脂肪動員的環境。

ω-3 脂肪酸的角色

　　ω-3 脂肪酸是與氫相連的碳原子鏈，因為它們會影響荷爾蒙敏感性，所以是脂肪減少過程的必要條件。碳原子可以是飽和或不飽和的。一個碳原子可以結合四個分子；如果結合另外兩個碳和兩個氫，就是完全飽和。一個碳原子也可以與另一個碳發展出雙鍵，這樣一來只有一個氫會與之結合，而那樣就稱為不飽和。碳鏈上雙鍵的所在位置就是特定脂肪酸的名字由來。ω-3 脂肪酸的三碳原子雙鍵位在該鏈的尾端，而 ω-6 或 ω-9 脂肪酸的雙鍵則在該鏈的更後方。此細節很重要，因為雙鍵的位置決定了脂肪酸的形狀和彈性。ω-3 脂肪酸的雙鍵位於一個使它們延長且相當有彈性的地方；而 ω-6 或 ω-9 以及多元不飽和脂肪酸則是纏繞的更緊密且較沒有彈性。

人體的所有細胞壁皆由脂肪酸組成，其分子具有羧基端和羥基端。脂肪酸分子會吸引水的一端稱為「頭部」；排斥水的另一端稱為「尾巴」。如果你把魚油滴入水中，它會在水面形成小球體。原因是脂肪酸的所有親水性頭部會面向有水的環境，而所有疏水性的尾巴則會朝向中心，遠離有水的環境。

回顧圖 6.1 及附帶的討論，細胞壁外部的細胞外空間是含水的。細胞壁內部也存在著細胞質形式的水。體內的每個細胞壁都由脂肪酸雙分子層所構成，由兩個脂肪酸尾巴接尾巴排成一列，同時它們的親水頭部朝外，而疏水尾巴則朝內。此外，維持減重的適當荷爾蒙平衡以及適當荷爾蒙反應所必需的所有受器皆位於細胞膜上。

設定正確比例

如果你的飲食是由類似採集狩獵者飲食的天然食物所組成，你攝入的 ω-3 和 ω-6 脂肪酸的比例大概會是一比一。以這種健康的比例，你的細胞壁有很大一部分將是由 ω-3 脂肪酸組成，而且因為這些脂肪酸是細長且又彈性的，所以細胞壁將能夠完全擴張，把所有荷爾蒙受器放在細胞外部，朝向外面的環境，這樣它們可以適當地與循環中的荷爾蒙互相作用。

一旦偏離理想的採集狩獵者飲食，如果 ω-6 比 ω-3 脂肪酸的比例為四比一，荷爾蒙功能就會開始出問題，如此一來會破壞減脂的過程。典型的西方飲食則偏離更多，其 ω-6 比 ω-3 脂肪酸的比例為二十比一。在這種瘋狂的比例下，細胞壁將主要由短、易碎且較無彈性的脂肪酸所構成。因此，細胞壁會變得較薄且有些內捲。如此一來，多種脂肪動員所必需的荷爾蒙受器同樣會被捲進去，變成面向細胞壁的內側，這樣它們將無法與環境互動。

如果你正在嘗試減脂，所有指標指出，必須經由合理的飲食去攝取適量的 ω-3 脂肪酸。你若採取這種飲食類型，那麼脂肪動員的過程中所必需的荷爾蒙將可以與細胞表面的受體產生最佳的結合，使它們能夠在沒有阻礙的情況下進行工作。

ω-3 脂肪酸的來源

ω-3 脂肪酸存在於水生藍綠藻、綠葉植物和草類中，以及食用這種植物的動物的肉中。在你的飲食中獲取充足的 ω-3 脂肪酸的最佳方法是多吃綠葉蔬菜和魚。ω-6 和其他「不好的」脂肪酸主要存在於以穀物為基礎的農產品中，包括任何衍生自植物的種籽頭部，而非葉子的東西，以及以它們為食的動物身上。

試圖減脂並且正在吃牛肉的人需要知道，西方社會大部分供應的牛肉是來自於穀飼牛。因此我們建議如果你要吃紅肉，來源應該要是草飼的。人類可以消化綠葉植物，但無法消化植物的種籽頭部。種籽頭部含有動物無法消化的蛋白質，會使牠們生病。因此如果要吃植物種籽頭部所衍生的某種食物，首先必須將其磨成麵粉或類似麵粉的東西使其易於消化。不過，它們含有的發炎介質仍然存在。

相反地，ω-3 脂肪酸來源是系列-3 前列腺素的骨幹和前驅物，系列-3 前列腺素具有良好的抗發炎作用。而 ω-6 脂肪酸來源是系列-6

前列腺素的前驅物，系列 -6 前列腺素具有明顯的發炎作用。過度攝入 ω-6 脂肪酸不僅會對細胞壁產生負面影響，而且還會擾亂人體的發炎狀態。患有這種失衡的人通常會發展出大腸激躁症或麩質敏感症。甚至以穀類為基礎飲食的牛隻也會出現胃腸道疾病；與草飼牛相比，穀飼牛存在更多大腸桿菌的問題。ω-3 脂肪酸在維持適當的細胞壁方面至關重要，它使身體所有的荷爾蒙受器都處在一個與環境互動的最佳位置上。

補充水分至關重要

充足的水分在增進身體對運動刺激的反應中扮演著核心角色，也與減脂過程有很大的關係。這時候就必須精準定義卡路里到底是什麼：卡路里是熱量的計量單位，代表將一公升水升高攝氏一度所需的熱量。因此，如果你每天喝三公升的冰水，那麼將那些水提高到相近人體溫度的攝氏三十七度，將會需要三十七大卡／公升乘上三的熱量成本，也就是每天會額外燃燒一百一十一大卡。這樣的熱量成本需要身體每天燃燒更多熱量，而且這個數字會隨著每週、每月和每年的經過而顯著成長。飲用冷水也會降低一個人的核心體溫，這樣又需要消耗熱量將身體加熱回正常的溫度。這兩個相互關聯的過程所燃燒的熱量是可以合計的。一些研究人員甚至指出，每天喝兩公升的冰水可能可以燃燒多達一百二十三大卡的熱量。[3]

充分補水的另一個好處是循環血量的增加。當你創造了一個荷爾蒙發揮作用促進減脂的內部環境時，這些荷爾蒙會透過循環與身體的各種組織相互作用。脫水將減少循環血量，因而嚴重破壞此過程。當你維持充分的血量和足夠的血液循環時，所有有助於減脂的荷爾蒙與加工能量的循環就會容易許多。

充足的水分也能減輕肝臟的負擔。許多脂肪動員所產生的代謝物必須從體內排出。如果你有足夠的水分，這些代謝物將優先透過腎臟排出，然而如果你處於脫水狀態，肝臟將負責把這些代謝物轉移到膽汁然後進入糞便。當你減掉體脂時，肝臟是處理這些動員脂肪的主要部位。如果肝臟的日常代謝排毒負擔過重，它處理體脂肪的能力就會減少。保持充足的水分可以使肝臟有餘裕處理這些動員的體脂肪，使它們作為燃料去燃燒。

充分補水的另一個好處是改善荷爾蒙的效率，因為適當的水分可以確保細胞內部的細胞質液盡可能飽滿、伸展開來，使所有的荷爾蒙受器都暴露在環境中，讓它們可以最佳地相互作用。如果你脫水，你的荷爾蒙就不會那麼容易循環，它們的受器也無法完全暴露出來。

充足水分的最後一個好處就是我們喜歡說的生物放心（biologic reassurance）。如果你有看過動物星球或國家地理頻道，你一定看過關於非洲平原乾旱季節的故事。如果你有注意，就會明白這項關鍵的生物學事實：乾旱總是在饑荒之前。保持充足的水分會向身體發出一則生物訊息：現在沒有饑荒的威脅。當你開始限制熱量攝取時，這種關係就變得益加重要。如果身體正忍受著明顯的熱量不足加上脫水的狀況，它會察覺到一個緊急的生物訊息。此訊息將刺激人體減慢新陳代謝。

現在思考一下，如果熱量不足，但身體水分充足，會發生什麼事呢？水分充足的狀態會減弱這一訊息，並將新陳代謝減緩動員體脂肪的風險降至最低。我們的演化史已經將這些反應編入了我們的生理機能。在脫水的狀況下，人類的身體會反射性地減慢新陳代謝，並驅使他們狼吞虎嚥地吃東西，這是因為身體擔心饑荒很快就會到來。保持充足的水分告訴生理機能一切都很好，沒有必要減緩新陳代謝或提高食慾。

高強度運動的作用

我們倡導的訓練類型是減少體脂肪的主要因素。[4] 我們已經指出，穩定狀態運動燃燒的熱量不如多數人想像中的多。更重要的是，高強度運動因為有助於控制體內的胰島素濃度，所以在減脂過程中非常有價值。高強度運動會活化腎上腺素，然後開始從肌肉細胞中把肝醣分解出來，方法是我們在第二章討論過的梯瀑式放大。不僅大量的葡萄糖會從肌肉中移出，肌肉中的胰島素受器也會變得更加敏感，允許葡萄糖進入，並且胰島素濃度在一段時間後會下降，讓減脂更有效率。

此外，高強度運動在過程中會燃燒相當多的熱量，並在隨後的數小時內繼續以較高的速率燃燒熱量。更重要的是，人體對高強度運動的反應是合成肌肉這個代謝活躍的組織。更大的肌肉能產生更多的空間供葡萄糖進入，因此會增加胰島素敏感度。這些現象都能增加減脂過程的效率。這一系列事件也解釋了為什麼大多數男性會比女性更容易減脂。男性通常擁有更多的肌肉，也就是有更多機會以肝醣的形式儲存更多的葡萄糖；而且與女性相比，男性往往更容易在體能減退的過程中失去胰島素敏感度。所以，無論你是男性還是女性，肌肉量增加皆有利於你進行減脂。

再次重申，高強度運動透過對荷爾蒙敏感性脂解酶的作用產生梯瀑式放大反應，使脂肪酸從脂肪細胞中移動出來。高強度運動會觸發荷爾蒙，如腎上腺素和正腎上腺素的分泌。這些荷爾蒙作用於荷爾蒙敏感性脂解酶，使別的方法無法釋放的脂肪酸從脂肪細胞中釋放。

一項減脂研究

我們在北鸚鵡螺（Nautilus North）訓練中心進行了一項減脂研究，讓三十六人參加為期十週的飲食和高強度訓練計畫。計畫要求受試者每兩週減少一百大卡的攝入，從低於維持的水平開始。我們的研究對象是年齡介於二十到六十五歲之間的客戶，他們已經在我們這裡受訓超過一年。我們每隔兩週用身體組成空氣體積描繪追蹤系統分析儀測試一次他們的身體組成。受試者從六組訓練開始，每週僅訓練一次。兩週後，我們把他們的訓練從六組減少到四組，並測試他們以明白其進展情況。

在這項研究的前四週，我們兩次利用身體組成空氣體積描繪追蹤系統分析儀去測試受試者的身體組成，我們發現他們都減去了脂肪，但同時也失去了肌肉。所以，我們把受試者的組數減為三組，然後我們注意到他們沒有再失去更多的肌肉，但是他們確實減少了脂肪。為了在第八到第十週檢驗我們的假設，我們將這群受試者分成兩組，其中十八人維持每週進行三大鍛鍊動作一次，另外十八人每週進行一次的兩組訓練。當我們在研究結束回顧數據時，我們驚訝地發現，與每週進行三組訓練的受試者相比，每週進行一次兩組訓練的受試者平均增加了兩倍的肌肉，並且減少了兩倍的脂肪。儘管在整個訓練計畫中，受試者皆只攝取他們的最低熱量，但每週一次兩組的訓練表現卻優於三組、四組和六組的訓練。

我們從這次經驗中學到人體會適應生命中發生的一切事情。人們每單位時間有一定總量的適應性能量，其中有些適應性能量是用在減脂上面。利用儲存的脂肪使其代謝、並進行必要的營養分配以適應潛在的飢餓環境，將會產生巨大的代謝成本。因此，這顯然消耗了受試者的一些適應性能量，所以用於肌力訓練與肌肉增長的能量則可能相應地減少。

這就是很多人陷入困境的地方。他們認為運動是一種能夠燃燒熱量和脂肪的方法，所以當他們試圖減重時，在節食的同時也會做更多的運動，對於可用的適應能力造成太多的壓力並變得壓力過重。結果是新陳代謝反而減慢、皮質醇濃度飆升，最終造成身體不願釋放儲存的脂肪。

—— 約翰・利特爾

表觀遺傳學與一致性的重要

　　長期以來，人們一直認為遺傳基因決定了一個人體脂肪的「設定點」。根據這一準則，有些人因為演化而比其他人更容易儲存體脂肪。這種看法被稱為「節儉基因假說」。基因型被認為決定了一個人的一切，從體型到此人的思維方式。現在表觀遺傳學領域已經顯示環境決定了基因型的表達方式。研究已經證明一個人可以直接控制的因素，如環境和飲食，可以在不實際改變基因型的情況下調整基因。[5] 一個人的基因型類似於一個火車站，特定的行為會切換不同的軌道轉轍器以產生不同的結果。一個人總是擁有相同的互補基因，但是特定的行為可以開啟或關閉不同的基因。

　　過去人們還認為身體的所有組織都會為了整個有機體的整個人體的利益而合作。表觀遺傳學再一次指出事實並非如此，不同的身體組織會競爭資源以產生相對於其他組織更多的特定組織類型。因此，如果你吃了一個會導致身體脂肪堆積的不良飲食，你將打開傳播此過程的基因開關，使你的脂肪細胞可以更有效地競爭身體資源。這些基因開關甚至會改變行為，以確保這種競爭優勢，這也是許多肥胖的人很難改變行為使自己減掉體脂肪的原因之一。

　　儘管存在負面影響，但是你應該要感到鼓舞，因為你不是自己基因型的奴隸。透過堅持合理的飲食和運動習慣，你可以有利地改變基因型的表達方式。一旦你建立了有利於瘦體組織而非脂肪組織的行為，你將改變競爭環境，從而使你自然而然地變的精實。最令人驚奇的是，這些表觀遺傳學的變化可以遺傳給你的後代，就好像你的基因型實際改變了一樣。因此，如果你變得精實又健壯，那麼你也增加了你的後代會精實又健壯的可能性。不幸的是，反之亦然。另一個古老的諺語由此誕生：「遺傳基因使槍上了膛，扣動扳機的卻是環境因素。」

現實生活的寫照

　　如果你採取的行為類型會導致荷爾蒙平衡朝著精實的方向，那麼你將創造一個有利於瘦體組織而不是脂肪組織的營養素分配。反之亦然：如果你吃了很多容易消化的精製食物，就會產生較高的胰島素濃度，並且儲存過多的肝醣和體脂肪，你將會失去肌肉細胞對胰島素的敏感度。同時，脂肪細胞對胰島素的敏感度卻得以保留，最終營養素的分配將直接導致體脂肪的儲存。這導致了一種稱為「細胞營養缺乏」的狀況。在病態肥胖的人之中，他們攝入的熱量全部都被轉移成儲存的體脂肪。

　　作為一名醫生，我時常在工作中看到這種情況。如果我對這些患者進行全面的代謝檢測，我會發現升高的血糖濃度，但總蛋白和白蛋白的含量會較低。面對病態肥胖，這些人根本就是「餓到死」，因為他們從所攝取的食物中獲得的營養價值很少甚至是沒有。我在這些患者身上看到此現象的另一種方法是對他們進行電腦斷層掃描，利用此技術身體影像會被切割成橫截面，有點像蜜汁烤火腿切片。我看到的是大量的體脂肪，還有嚴重萎縮的肌肉組織；我看到像一張紙一樣薄的腹外斜肌和只有幾公釐厚的腹直肌。這些人每天都要吃進數千大卡的熱量而且又病態肥胖，但是瘦體組織卻沒有從這些攝取量中獲得任何營養，導致他們不佳的健康狀況。

　　從這些患者身上能夠得到一個告誡。朝著正確方向改變飲食行為的表觀遺傳學將產生長期的影響，為你的身體帶來新的代謝足跡，讓你的身體傾向生成瘦體組織而非體脂肪。

── 道格・麥格夫 醫師

　　總之，訓練者可以同時做好幾件事，當它們結合起來時，將會迅速加快減脂過程。

　　首先，食用天然、未經加工的食物。這些食物的每單位重量的卡路里密度通常較低。研究指出，人們傾向於每天吃進一定重量的食物量。在一項相關的研究中，受試者被允許能自由進食蔬菜和義大利麵沙拉。在一種情況下，沙拉的組成是 80％的義大利麵和 20％的蔬菜；另一種情況則是相反過來：80％的蔬菜和 20％的義大利麵。在這兩種情況下，受試者吃的沙拉重量幾乎完全相同，雖然義大利麵佔 80％的沙拉所含熱量是低義大利麵版本的兩倍。[6]此外，未經加工的食物具有較高的「消化的熱成本」，也就是與加工食品相比，它們需要消耗更多的熱量來消化。攝入未經加工的食物與加工食品相比，每單位重量的卡路里不僅更少，而且在消化過程中也會燃燒更多的卡路里。

　　第二，保持涼爽。把溫度控制器的溫度調低，穿較輕涼的衣服。這會使你容易透過呼吸和皮膚散熱。請記住，溫暖身體的過程需要熱量，也就是需要卡路里。因為要維持身體的核心溫度就必須燃燒更多的卡路里，所以益處會不斷累積。

第三，睡得良好且涼爽舒適。每晚至少睡八到九個小時，這樣可以告訴你的身體一切安好，而非不經意地向你的身體傳達出它需要注意掠食者或外出覓食。睡眠會刺激生長激素和睪固酮的釋放並促進細胞修復，所有這些都有助於減脂。把溫度控制器調到華氏七十度（約攝氏二十一度）可以促進深層睡眠，並加快卡路里的燃燒速度。

第四，儘量避免壓力。學習壓力管理技巧是有幫助的，這樣當壓力發生時，你就能好好處理。若以生物學的術語來解釋壓力；一心多用和擔憂無關緊要事情會產生一種類似於非洲平原乾旱季節時的生理狀態。如果你的身體害怕即將發生的攻擊或飢餓，就會減緩新陳代謝和保存體脂肪。這是千真萬確的事實，即使壓力源只是你擔心下班後能否及時從孩子的足球練習地點接到孩子。為了可以更容易放棄儲存的脂肪，你的身體需要得到一切安好的訊息。壓力會傳遞相反的訊息，反而刺激身體儲存更多的脂肪。

第五，進行高強度運動。高強度的訓練會刺激你的身體建立肌肉，即使是在限制飲食熱量的情況下也是如此。[7] 你可能會發現，在減少卡路里攝取的時期減少訓練量能有更好的進展。由腿部推舉、坐姿划船和坐姿胸推組成的三大鍛鍊動作，或者甚至只是由腿部推舉和上半身動作所組成的兩大訓練，在每次訓練時交替進行，效果將會很好。你能增加的肌肉越多，你的代謝率就越高，所有的減重效果都來自脂肪減少的可能性就越大。

最後，人們將必須依靠大腦袋來解決現代的肥胖問題，以前曾經用大腦解決飢餓問題一樣。這並不代表會有一些聰明的科學家為大眾提供解決方案，這代表每個人都必須瞭解問題，並有紀律地應用解決方案。在一個豐衣足食，充滿物質享受的世界裡，每個人都必須對攝取的食物數量和種類、以及進行的體能活動品質隨時保持警覺。

　　現在應該很清楚的是，要減少體脂所需的熱量赤字，最簡單的方法就是避免攝取多餘的熱量。即使每天只減掉少少的一百五十大卡，時間久了也會產生有意義的脂肪減少。實際上，比起每天在跑步機上跑一個小時的努力，口腹之慾所需的自律要容易控制得多。一天五百大卡的熱量赤字還是相當容易實現的。最初，你可能必須刻意計算卡路里，但在幾週內，你大概可以光用控制食物的份量就能計算熱量，而如果你的身體新增了一些肌肉，你在六到十二週內所產生的體態變化將會十分驚人。

運動員的
理想訓練計畫

如果你參與競技運動，適當的身體訓練對你的重要性比不常運動的朋友更大，因為你打造出的肌肉將成為你主要的「減震器」，保護你免受傷害。運動中大量受傷事件的部分原因是撞擊創傷。據估計，即使只是從2¾英呎（大約0.9公尺）的高度跳下，腳踝所承受的力量也可能高達體重的二十倍。[1] 無需統計就可以發現，經常這樣做最終可能會導致不良後果的結論。

體能訓練與技巧訓練

進行任何一項競技運動，首先要考慮的因素之一為技巧訓練和體能訓練之間的巨大分歧。不同的運動需要不同程度的複雜技巧複雜，但是所有的技巧都相對複雜，否則該活動一開始就不會被歸類為「競技運動」。

《財富雜誌》於二〇〇六年十月刊登了一篇題為「偉大的秘訣」的文章，內容介紹了各個領域中卓越人士成功之道。這篇文章寫道：

> 卓越並非從天上掉下來；它需要大量的努力。然而，只有努力還不夠，因為許多人努力了幾十年，不但沒有達到卓越，甚至沒有明顯變得更好。到底是少了什麼東西呢？在任何領域，最優秀的人都將大部分時間運用於研究人員所謂的「刻意練習」。刻意練習旨在提高活動的表現，以達到正好超越某人能力程度的目標，提供關於結果的回饋並包含大量的重複。例如，僅僅只是打一桶高爾夫球並不是刻意練習，所以

大多數高爾夫球手無法變得更厲害。以八號鐵桿打擊三百次，目標是揮桿次數中的 80％ 要將高爾夫球打到距離旗桿二十英呎以內的位置，不斷觀察結果並進行適當的調整，然後每天進行數小時的練習，這才是刻意練習。一致性至關重要。正如佛羅里達州立大學教授艾立信所提到：「在許多不同領域中已經發現，表現優秀的人每天平均練習量大致相同，週末也一樣。」證據橫跨了許多領域。艾立信及同事對一群二十多歲的小提琴家進行的一項研究顯示，拉得最好的組別一生平均刻意練習一萬個小時；次佳的組別平均時間為七千五百個小時，再次佳的組別平均時間則為五千個小時。[2]在外科手術、保險銷售以及幾乎所有運動領域都是如此：愈多刻意練習等於愈好的表現，而大量刻意練習等於出色的表現。

這雜誌包含了各行各業傑出人士的個人概況，他們都有類似的特定行為。以下關於亞當‧維納蒂耶里的摘錄相當具啟發性，他是印第安納波利斯小馬隊的開球員，也是多支冠軍隊伍最關鍵的球員：

在面對壓力下展現出的優雅為他贏得了「冰人」的綽號。以下是七萬五千名敵方球迷希望他受傷，加上錯過教練的戰術指令時，他依然保持專注的秘訣。

「給自己施加壓力」。如果你不給自己施加壓力，當壓力到來時，就無法期待自己會有好的表現。這意味著不管是在訓練、沒有任何人在場還是賽季結束後，都要給自己施加壓力。

不管是什麼時候；當我踢球的時候，我不喜歡那天有一點瑕疵。在訓練時，我總是戴上安全帽並扣好帽帶〔球隊人員甚至在練習過程中放送觀眾群的嘈雜聲〕。不是每個人都會像這樣工作，但這是我工作時的信號，這是我的職責。每一次訓練都像比賽一樣重要，強度不應該有差異。

維納蒂耶里清楚知道該如何進行技巧訓練。他不會僅穿著短褲和圓領運動衫就外出練習射門；他試圖完全複製比賽時會發生的情況。

特定的練習才有效

「熟能生巧」這句格言有道理，但是應該改成「只有在完美練習的情況下」。除了有利的遺傳因素外，運動員想要出類拔萃就必須願意花數千小時專門練習一項特定的技巧。動作學習領域的權威認為，大約需要一萬小時的特定技能練習才能使某人變得卓越。[3] 此外，練習的技巧不能只是與你在比賽中相似而已，而是要與比賽完全一樣。能夠導致卓越技巧的神經訓練具有高度的特殊性，只有透過完美練習，你才能完美表現出該技巧。如果你以與比賽中的表現方式截然不同的方式來練習該技巧，你將無法完美展現該技巧，反而會感到混亂。

在大多數運動中，練習和比賽通常對身體造成很高的要求，消耗了運動員大量的恢復資源。試圖進行體能運動因而加重身體負擔的運動員，不僅可能有延遲恢復的風險，而且還會逐漸變得虛弱。

運動技巧和洩氣的足球

　　南卡羅來納州的一名大學足球教練曾經來過我的中心，但是後來我們對足球產生了爭論，他就不來了。他認為在足球練習中，將足球洩掉一些氣以讓彈力變差是一個好主意。他的理論是，如果球員使用彈力差的足球來練習仍然可以踢到目標位置，那麼當他們在比賽中踢充飽氣的足球時，他們將能夠將球踢得更遠，把球控制得更好。他認為這是一個很好的方法，充飽氣的足球讓他的球員感覺更靈敏，而這樣的差異會成為他們的優勢。

　　我試著向他提出我的建議，踢足球是一項非常特定的技能，因此才必須使用標準的球並充氣至標準壓力。你必須盡可能在接近比賽條件的情況下練習技巧，而就我之前的理解，沒人會用洩氣的球來踢足球。任何運動中真正偉大的運動員都花數千小時並使用與比賽時相同的實際物品來練習技巧，而不會改變該物品的重量、形狀和感覺。

　　　　　　　　　　　　　　　　　— 道格・麥格夫　醫師

體能訓練

　　體能訓練的目的是增進身體整體力量和代謝狀況，具有廣泛的適用性，而體能的進步有利於運動員在任何運動中的表現。

　　改善體能狀況是透過在身體上施加壓力源所達成，身體會將這種壓力視為一種負向刺激。身為一種生物有機體，人體對這種刺激做出了適應性反應。適當的體能訓練不應花費太多時間，因為一個刺激必須具有高強度才會有效，而以高強度進行訓練時，身體將無法長時間承受該刺激。目標是整合準確的壓力量，以觸發正面的適應性反應，但又不能過多。過多的訓練會產生超過身體恢復和適應能力的壓力。這種過度訓練會導致虛弱。根據這些原則，本章和整本書中概述的訓練計畫強度都很高，但所花時間卻很少。身體可以恢復並變得更強壯，而且可以有更多的時間花在運動員訓練計畫中其他同等重要的部分，即技巧訓練。

技巧訓練

技巧訓練包括執行特定運動時，某些相關的複雜動作技巧所需的神經肌肉協調能力，例如籃球的運球和灌籃、冰上曲棍球的控球和射球、跑步、溜冰、投擲橄欖球或棒球、接球和傳球、打擊等等。技巧訓練在許多方面與體能訓練不同，而兩者最大的不同處在於體能訓練普遍適用於所有運動員，而技巧訓練只適用於特定運動中某些方面的表現。例如，足球技巧訓練只會提高你的足球技巧。練習足球以外的技巧對你的足球技能不會有幫助，甚至可能有害。

技巧絕對是特定的。你應該完全按照在比賽中所需的技巧表現來練習。你不應嘗試將技巧練習與體能訓練結合。例如，在練習冰上曲棍球時，你所使用的球餅不應該比在比賽中所用的重。即使回到使用較輕的球餅時，你會感覺射球變得較為容易，但這樣其實會損害你的特定技巧。球餅最大推動力的槓桿點發生了變化，用來射擊較重球餅的運動單位數與射擊較輕球餅所需的數目不同，因此你的射球力學將發生變化。同樣的，在溜冰或跑步時，你不應該在腳踝處負重。增加的重量將改變跑步和溜冰相關的特定神經傳導路徑並使你的神經系統混亂。

不要堅持對你正在從事的運動毫無用處的神經肌肉連結。沒有冰上曲棍球聯盟在聯賽中使用兩磅重的球餅，沒有棒球聯盟會採用加重的球棒，也沒有一項運動要求運動員在比賽時穿戴腳踝或手腕的負重沙包。體能訓練應在健身房中使用專門針對肌肉群的動作來進行；技巧訓練請透過與競賽要求完全相同的條件來進行練習。再次強調，只有完美的練習才能熟能生巧。

嘗試將體能訓練和技巧訓練結合起來也是有問題的，因為如果你花費了大量的體力和代謝努力在達到疲勞後才練習技巧，最終會發展出兩組技巧：一組是新獲得的技巧，另一組則是疲倦的技巧。這種雙重性會引起神經混亂，使你的技能表現有些不穩定。儘管技能訓練可以帶來一些體能訓練上的好處，但是與適當的體能訓練相比，這種好處的意義不大，而將兩種活動結合在一起所固有的疲勞卻會破壞技巧的精確表現。

總而言之：認真的運動員必須投入大量時間進行技巧訓練，這對人體的恢復資源是一大負擔。儘管適當執行技巧訓練，並且盡可能找了接近比賽環境，將增強技巧，但強度通常太低，以致於無法達到與進行體能訓練相同的刺激。因此，運動員需要的是分開的運動訓練類型，即適當的體能訓練。理想上，它是一種順著肌肉和關節功能、強化肌肉以保護運動員免受傷害，以及產生代謝體能訓練，使運動員在比賽中可以因此受益的運動類型。

高強度為體能訓練的首選模式

要增強體能，競技運動員應選擇高強度訓練作為他們首選的訓練方式。一般而論，這樣最能有效產生可用於比賽的全身性體能改善。由於運動員需要時間來練習特定運動所需的技巧，而且在較高體力要求的練習過程之中或之後進行技巧訓練只會損害技巧的學習。因此，對運動員來說，理想的體能訓練計畫必須以最可能有效的方式去產生全身體能改善。

為了全面與安全，體能訓練必須順著肌肉和關節功能。它必須使肌肉完全力竭，代表運動員必須訓練到暫時性肌肉力竭，以確保盡可能徵召和刺激到最多的肌纖維。運動員必須在每組運動之間進行最少的休息，以達到最佳的代謝體能訓練。最後，訓練必須簡短且頻率不能太高，因為：

1. 運動員才能從中獲得最好的結果
2. 運動員才能夠以省時的方式進行體能訓練，從而有更多的時間進行必要的技巧練習，並盡可能充分地保留恢復能力

恢復期與賽季

教練在休賽期充電預備時，尤其需要瞭解體能訓練和技巧訓練的目標和差別。一旦賽季開始，他們需要在整個賽程中繼續應用此理解。許多教練會告訴他們的球員：「賽季已經來臨，所以現在該認真

了！因此，星期一、星期三和星期五，我希望你們在重訓室中使自己變得更強壯。星期二、星期三和星期四，你們將到場上練習，以便提高速度和敏捷性。星期二，你們將進行完整練習，然後星期四要跑戰術」。這不是在賽季訓練運動員或團隊得到最大進步的最好方式。

　　一個適當的訓練方法並不是由去年的訓練方法、前冠軍球隊的訓練方法、傳統的訓練方法或一週幾天來決定。一個真正接受科學方法的教練首先會看比賽的次數和賽季的長短。接著，根據教練應該將最重要的比賽挑選出來，例如區域性或全國性的田徑比賽或冰上曲棍球、籃球、棒球、足球或美式足球的季後賽。根據這些比賽的日期，運動員的訓練應該依據賽程來安排，目標是安排最適當的體能訓練時間，如此一來，當重要的賽事到來時，運動員就已經完全恢復並準備好上場比賽。

　　很多時候如果運動員在空閒時間沒有「做些什麼」，他們就會感到焦慮。諷刺的是，所謂的「什麼」的效果，正是在什麼都沒作或恢復時期才會產生。無論如何，運動員通常會在他們應該恢復的時候，經常是在得到教練的允許下自發性地去做一些體能訓練。他們合理化自己這種想「做些什麼」的想法，聲稱他們的競爭對手正在做某種他們沒有的，不做的話就會輸給人家。我們將這種現象稱為「洛基‧巴布亞症候群」，因為它好像是所有洛基電影中的一個要素。洛基擔心他的對手正在某個地方訓練，因此除非他每天採用一些「老派」的訓練方法否則他的對手將會勝過他。

　　這是心理上對訓練和恢復生理實際運作的誤解。在應該休息恢復的時候進行訓練的誘惑影響了太多的運動員。這種傾向反而強調出運動員和教練必須理解訓練的刺激反應關係。在這些知識的指引下，他們可以預覽即將到來的排程、隔離出比賽日，然後制定適當的策略，包括休息，以確保他們能在比賽到來時完全恢復；而不是在比賽開始前三到四天變得焦慮不安並進行訓練，這會使他們在比賽當天無法完全恢復。

　　也就是說在賽季中，體能訓練的頻率可能不需要非常頻繁。由於比賽和練習時的精力輸出，執行高強度訓練到正向力竭以刺激正向適應的運動可能必須延後。最重要的是，運動員不應該做出任何會讓自己變虛弱的事情，或是製造會結束自己職業生涯的傷害。

■■■ 練習與比賽對於冰上曲棍球運動員
■■■ 身體組成影響的非正式研究

　　北鸚鵡螺訓練中心對冰上曲棍球運動員進行的非正式研究，我們透過大量的身體組成測試很快地發現，在賽季中進行的任何補充性體能訓練為運動員帶來的好處都是「零」。當我們其中一位教練員與當地的一個少年冰上曲棍球隊簽約時，我們才第一次意識到這種現象。作為一名教練，他知道恢復、強度以及影響一個人對訓練反應的所有變項的重要性。

　　在那特別的夏天，由於他也是一名出色的滑水運動員，他每週都會進行滑水比賽和表演。因為他如此忙碌，所以那個夏天他很少進行訓練，整個夏天他進行重量訓練的次數可能只有三次。儘管如此，也許是由於他高強度但不常訓練的結果，當他九月份準備開始他的冰上曲棍球時，他的肌肉量明顯提高。

他問我：「在冰球賽季中，我可以或應該多久訓練一次？」我誠實地說：「我不知道，因為我不知道你會打多少場比賽，也不知道你的教練會讓你在練習中做些什麼。你是會進行『自殺』練習他們會要你練習射門和傳球等技能嗎？他們會嘗試把你的練習與體能訓練結合嗎？然後，你整個賽季都有比賽，這些比賽同樣會佔用你的恢復資源。」因為我們都感到困惑，所以我們佐定，這個知識落差給我們一次機會，讓我們可以精確量測身體組成的變化，並檢視練習和比賽對冰上曲棍球運動員的身體組成會造成什麼影響。

我們決定布萊爾應該在第一次訓練前測量他的身體組成，然後在整個賽季中每天測量，看看比賽和訓練會有什麼影響。我們希望在賽季中找到一個時段，讓我們可以訓練他，使他可以繼續增強肌力，或者至少可以維持肌力和肌肉量。布萊爾同意寫日記，讓我們知道他前一天晚上在練習中做了什麼，然後透過每日身體組成測量，看看這對他的身體有什麼影響。

我們很快就得出結論，本賽季我們根本無法訓練他。從賽季開始的九月到十二月中旬，他失去了超過六磅的肌肉組織。他的教練讓他每週進行兩次訓練，然後增加到三次，加上他每個週末都要打一到兩場比賽。所以，即使只是想進行維持性的訓練，也代表著他精力輸出的「增加」，並會導致他失去更多的肌肉。如果訓練的分解代謝效應沒有與休息時的適當合成代謝抵銷，你就會開始損害你的健康。

對冰上曲棍球運動員來說，肌肉的減少意味著爆發力、肌力、和抵抗傷害的能力的降低。例如，100% 恢復且處於最強狀態的鼠蹊部肌肉通常在承受一百磅（約四十五公斤）的力時會發生撕裂，這就表示球員可以安全地承受高達九十九磅（約四十四點九公斤）的力量。如果鼠蹊部肌肉變小且變弱，則安全的承受力可能會降到六十磅，那代表運動員受傷的機率增加了 33.3%。布萊爾和他的父親大衛接著開始對團隊中其他球員進行身體組成測試，並注意到他們的情況與布萊爾完全相同。

既然訓練和比賽對身體的削弱效果如此明顯，教練就可以透過在球員的訓練計畫中安排足夠的休息日，這樣球員就可以在最安全的情況下上場，避免以最弱的狀況上場。不幸的是，大多數教練所做的是說：「你們上一場比賽的第三節表現得無精打采又慢，顯然你們的體能狀況不太好，所以明天早上，我們要讓你們累得筋疲力盡！」如果球隊打得不好，教練很少會想到，球員可能是尚未從前一場艱苦的比賽或訓練中完全恢復過來。更有甚者，球隊通常會進行一些對體能要求很高的活動，例如「自殺練習」，這會對他們有限的恢復能力造成更大的損害。最終，球員們會因為被教練操到筋疲力盡而生病或受傷。

這樣還算幸運，畢竟疾病或輕傷迫使他們立刻休息。如果運氣不好，則將遭受會結束職業生涯的傷害，但如果適當重視恢復能力和體能訓練及比賽對球員身體造成的傷害程度，就可以預防這種痛苦。

── 約翰・利特爾

　　只要練習維持現狀，運動員就有責任在季後聰明地進行訓練，然後使自己在參加訓練營、選拔賽或在賽季開始之前，盡可能地進入最佳「狀態」，因為賽季開始後，他們將失去肌肉。因此在季後期間，運動員應該盡力幫自己打造肌肉，並且明白自己在賽季中可能會損失很大一部分的肌肉。

　　類似的處方也適用於醫學治療。例如，一個將要接受化療的病人，應該事先訓練，盡量建立最多的肌力和瘦體組織。因為一旦開始化療，身體就會開始消耗這些肌肉，所以開始前的肌肉量愈高愈好；對於競賽日程安排很密集的運動也是如此。

競賽就是訓練

　　競賽對人體的資源造成了沉重的負擔，因為從人體的角度來看，競賽就是訓練。從這種意義上來說，競賽行為將比其他任何事物更能專門訓練運動員的技巧，並且還將為該特定運動的表現提供了必要的代謝條件。

　　在訓練各種運動員時，我們觀察到他們在從事自己的運動項目時所達到的代謝狀況與技巧訓練非常相似，因為兩者都是非常特定的。

　　很多時候，一項特定運動所需的代謝能力可以透過運動本身的表現，或盡可能精確模仿實際比賽時的技巧練習來達成，而參與活動本身通常是發展此類技巧的最佳方法。在賽季期間，如果運動員真的要只做肌力訓練，則兩次訓練之間的休息時間應該愈短愈好，以達到最佳的代謝效果。不過這種訓練可能是不必要的，因為運動員將從參與

特定代謝適應的現象

　　我曾使用 Tabata 方法來訓練運動員參加極限單車運動比賽。這種衝刺訓練法包括二十秒的高強度運動，接著是十秒的休息，然後是另一個二十秒的高強度運動，接著又是十秒的休息，如此進行五至七個循環。目標是使乳酸真正堆積並推動有氧系統。從這次經驗中，我很快就瞭解到，如果選手沒有使用與真正比賽相同的時間去訓練他們的代謝能力，他們的表現將非常糟糕。

　　典型的比賽約持續三十五秒，在特別長的賽道上可能持續四十秒。我使用 Tabata 訓練時發現，即使任何客觀測量都顯示這些運動員應該擁有良好的代謝能力，但是大約到賽程的三分之二左右，他們就筋疲力盡了。這是因為他們已經被特別訓練為可以用盡全力地動作二十秒，之後休息。所以當我將衝刺訓練改為四十秒的高強度運動，接著是二十秒的休息後，一切都可以完美運作。由此可知，代謝能力訓練和技巧訓練很類似：它是非常特定的。

—— 道格・麥格夫 醫師

運動中獲得某種程度的代謝訓練效果。顯然，這種類型的訓練好處在於完全針對一項特定的運動，但就訓練肌力的部分仍然需要以一種體能訓練的心態來進行。這就需要追蹤肌肉和關節功能，透過三到五個基本動作來增強運動員的整體肌力。

運動的特殊性

身體從事一項運動時，不僅能產生代謝能力時間框架的良好指標，還能達到最好的神經肌肉訓練。例如，在冰上曲棍球中，一次輪替時間通常為四十到六十秒。在那段時間裡，球員必須盡其所能地比賽，然後再回到球員席，這時輪到另一組球員去冰面上進行比賽。剛剛用盡全力比賽的球員必須在一分半到兩分鐘左右的休息時間內進行代謝恢復，因為之後他們將再次替換上場，進行下一回的比賽。比賽會如此持續進行三節，每節時間二十分鐘。

在訓練運動員變成體能更好的冰上曲棍球員時，如果他們是在冰上練習以增進這項運動的代謝能力，教練應該讓球員保持從事四十秒到一分鐘的短時間爆發性運動。為了要特別增強球員的代謝能力，教練應該手持碼錶觀察比賽，並將特定的球員挑選出來，仔細記錄他出賽到休息的模式。這一步驟有助於精準確定該球員訓練的最佳代謝時間安排。所獲得的知識可用於練習中，以調整代謝體能訓練，如此將可準確追蹤球員在比賽期間練習對休息的比例。

同樣地，冰上曲棍球教練目前在練習中使用的許多訓練，都從一般曲棍球的情境中取出獨立的技巧，讓他們的球員練習。結果，他們的球員會在特定環境下精熟技巧，但不是在比賽情況中。當比賽的其他情境元素存在時，球員通常無法以練習中的方式來表現出該技巧。在大多數情況下，球員和教練員可以透過練習賽以使自己獲得更多益處。

舉例來說，讓球員進行常見的孤立式傳球練習可能有問題。傳球訓練是指球員在冰面來回地溜冰，同時把球餅來回地傳給隊友，這是一項與比賽中傳球和接球完全不同的技巧。此外，單純傳球排除了冰上有其他球員的形態以及所有動態比賽環境中固有的其他因素。在多重情境的環境中練習更有可能培養運動員何時和如何傳球的反應能力。這條準則適用於所有的運動，尤其是所有的團隊運動。在團隊運動中，預測他人行為和反應的能力可以決定一名球員是否是成功的團隊成員。

為了讓球員獲得最好的技巧和代謝體能訓練，教練最好是進行練習賽而不是單純練習。教練隨時可以選擇吹哨暫停比賽，指出誰不在應有的位置上和如何修改問題或錯誤，以及在實際比賽中這些失誤可能會在哪裡發生。如此一來，你就獲得一個在比賽方面具有意義的教學重點。

這方面再次說明了何謂特殊性，因為特定運動的最佳練習就是該運動本身。次佳的練習是著重於比賽特定方面的訓練，讓運動員發展出必要肌肉群的特定協調性和更好的神經肌肉功能。雖然這些訓練會產生一些體能訓練的結果，但大多數的改善都是由於技巧的提升。身體姿勢、人體槓桿因素、動作省力和技術上的細微進步才是真正改善運動員速度的原因。這就是為什麼包含開始、停止、轉身和衝刺的訓練是基礎技能。

訓練相關的民間傳說

在團隊運動中，大多數傷害是發生在練習中，而教練必須負起大部分責任。其中一種長期存在、被高度重視但已證實不具生理學意義的儀式就是伸展。一般認為運動員應該要伸展有兩個重要原因：

1. 在參與運動前使肌肉熱身
2. 減少比賽中受傷的機會

　　沒有人會不同意運動員在參與運動比賽前，應該先熱身他們的肌肉和結締組織，而且黏度應該要降低。然而，達到這一目的的方法已經被一種叫做伸展的活動所取代，而伸展無法達成任何上述目的。

伸展

　　美國疾病管制與預防中心整理了研究資料庫，發布了一份報告，將伸展與其他預防訓練傷害的方法做了比較。它綜合了五項研究的數據，試圖找出可能帶來好處的任何一種模式。該報告得出的結論是，比起不伸展的人，伸展者的受傷機率不會比較低，而且伸展對預防傷害沒有任何作用。[4] 一項對檀香山馬拉松運動員的研究更震撼，該研究發現運動前進行伸展運動不但沒有預防效果，反而更容易造成傷害。[5]

　　其他回顧了數百篇伸展研究的文章，基本上得出了相同的結論：伸展不能預防受傷或肌肉酸痛。[6] 一項研究檢視了包含 1,538 名男性新兵的龐大資料庫，其中男性新兵被隨機分配到伸展組或控制組。在接下來十二週的訓練中，兩組在體能訓練前都進行了積極的熱身運動，但除此之外，伸展組在每次熱身期間都會在監督下，針對六個主要腿部肌肉群進行一次二十秒的靜態伸展；控制組則不作伸展。研究人員得出結論：「在運動前進行典型的肌肉伸展來熱身，並不具降低與運動有關傷害風險的臨床意義。」[7]

伸展肌肉也不能使運動員「更加」柔軟。肌肉的伸展範圍是有限的，這是為了保護肌肉和鄰近的關節。你只能在你的肌肉允許的範圍內伸展。試圖伸展超過你的極限是危險的，因為它會導致肌腱和韌帶的衰弱。在《英國運動醫學雜誌》上發表的一項研究中，研究人員得出的結論為：「伸展訓練後，柔軟度指數顯著下降。」[8]

　　由於伸展運動不會「收縮」肌肉，而收縮是將血液吸入肌肉並產生代謝活動以提供「熱身」，因此伸展無法帶來熱身的結果。再度重申，在你的肌肉熱身之前伸展其實會增加你受傷的機率。把一塊「冷」的肌肉置於它最弱的位置並施加各種負荷絕對是一個傷害它的方法。

　　一項發表在二○○六年美國運動醫學會會議上的研究探討了伸展對肌力的影響。肌力之所以重要，是因為它可以讓運動員表現出更高的速度和爆發力，同時也保護他們不受傷害。這項研究的對象是十八名大學生，他們在作了 5 或 6 次三十秒膕旁肌的伸展後，進行了一次反覆最大重量腿後肌彎舉測試。僅僅作一次三十秒的伸展就可以使一次反覆最大重量減少 5.4%。當受試者作了 6 次三十秒的伸展運動後，他們的力量下降了 12.4%[9]。因此，即使只是短短三十秒的伸展也會讓你變得更虛弱，而不是更強壯。既然運動員想變得更強壯且較不容易受傷，那麼伸展不是任何一個認真的運動員應該做的事情。

　　簡而言之，伸展會讓肌肉收縮變弱，並且不會產生任何人們普遍想像中的作用。實際上，它的作用是讓你變得更虛弱。讓運動員在練習和比賽之前進行伸展所得到的效果與過度訓練一樣：讓運動員以更虛弱、更容易受傷的狀態參與一個重要的比賽，沒有熱身、在比賽中也不能產生突然爆發速度所需的力量、無法遠離危險、無法踢出更有力的射球、更有力的射門，或是在足球場衝刺。取而代之的是，運動員的表現將低於平均水準。

此外，大多數教練認為的「伸展」只是在他們認為正在伸展的肌肉群中造成不充分的主動或被動動作。這樣的動作如何能增強肌肉的功能實在令人難以理解，因為它們唯一能做到的就是將肌肉置於生物力學上無法主動收縮的不利位置，也就是說這個時候肌肉什麼也做不了。

交叉訓練

教練和運動員需要從腦中刪除的另一個迷思是交叉訓練的概念。一項運動中使用的練習技巧將以某種方式改善另一項運動所需的特定技巧，這種觀點根本沒有科學根據。

交叉訓練一詞最初是由 Nike 公司提出的，是為了推銷某一特定運動鞋品牌的行銷工具。它的出現是由於的跑步熱潮所導致的運動傷害。當時，穩定狀態的運動員在訓練過度的情況下仍因為著迷於慢跑這項活動而持續慢跑。他們受傷的程度已經嚴重到脛痛症候群惡化。也正是在這個時期，有氧舞蹈課程和鐵人三項運動開始流行了起來。

在此背景下，耐吉公司決定推出一款「交叉訓練」系列鞋款，其理念是你可以透過參與另一項運動來保持自己的「有氧能力」，而不會加劇跑步所導致的過度使用傷害。該公司生產了一種可用於跑步、有氧舞蹈課、網球、籃球甚至在健身房進行重量訓練的鞋款。這種多功能鞋與整個「交叉訓練」的概念合為一體，後來進階成一種身體「主動休息」方式，同時還解決了慢跑者想持續從些什麼的精神官能症，而他們的身體試圖警告他們：「你正在摧毀我們！」

交叉訓練的概念也包含以下這個信念：交叉訓練也可以適用於技巧訓練。這變成了一個流行的概念，尤其是在自行車越野賽這樣的運動中，人們認為騎越野摩托車或下坡山地自行車進行交叉訓練會帶來好處。邏輯依據是當你回到自行車越野賽賽道時，你將以較低的速度行駛。因為運動員透過進行其他類似「交叉訓練」運動，人們相信騎士的反應時間會得到改善，一切都會顯得慢得多，從而提升他們的表現。同時，所有關於動作學習的正統科學數據都清楚指出，運動員所做的任何與當前運動相似但不完全相同的運動，只會產生與實際所需技巧類似的技巧。因此，只會混淆他們的技巧。

不過，在製鞋廠商的行銷活動中，沒有必要提及這些。畢竟，行銷人員的工作並不是推銷科學；他們的工作是解決並維持一個因慢跑造成的大量運動傷害而可能枯竭的市場。他們不想讓所有人都把那些高價慢跑鞋束之高閣。他們需要一些方法來維持銷售，而解決方案就是「交叉訓練」的整個概念。

在其他領域，這種明顯錯誤的概念並沒有獲得任何支持。例如，你不會看到演奏鋼琴家去上打字課，只因為相信這樣能讓他們成為更好的鋼琴家。運動的民間傳說還沒有滲透到音樂家的世界裡。再重申一次：如果你想提高你在某項運動中的技巧，你需要練習該項運動所需的技巧，就是這樣。

訓練年輕運動員的注意事項

在訓練五至十五歲的孩童和青少年方面，似乎存在著大量的困惑。一些教練認為，由於他們的肌肉和骨骼尚未完全發育，因此他們不應該做任何高強度的訓練。其他教練則完全相反，認為因為他們還年輕且還在成長，他們有過剩的精力，所以盡量訓練他們，而不必擔心訓練過度。事實上，孩童肯定會訓練過度。根據美國國家兒童安全運動和美國兒科學會收集的統計資料：

過度使用的傷害是由於長期重複動作所引起的，幾乎佔所有中學生運動傷害的一半。不成熟的骨骼、受傷後休息不足、不良的訓練或體能訓練都是造成孩童過度使用傷害的原因。[10]

一個適當且合理的肌力訓練計畫有利於任何年齡的孩童。儘管孩童們還沒有能達到最佳效果的荷爾蒙環境，但肌肉總是會對負荷和疲勞做出一定程度的強化反應，不管荷爾蒙環境如何。每一個孩童最好是更強壯而不是更虛弱。訓練年輕運動員，甚至是年輕非運動員時，必須最優先考量實際可行的期望。

就特定運動的代謝體能訓練而言，大多數孩童可以透過參加這項運動來迅速提高代謝能力。沒有必要對孩童實施任何嚴格的訓練規則，尤其是如果實施的方法過於強烈或過於嚴格，之後可能由於太過嚴苛而破壞了他們對運動的喜愛。一旦賽季開始，而孩子開始比賽，孩子的代謝能力就會改善到該有的程度。在賽季中告訴一個十二歲的孩童「你每週要去健身房一次」對他來說沒有什麼益處。然而，孩童可以在季後期的肌力訓練中受益，為隔年的賽季作好準備。

即使如此，對孩童的肌力訓練也不應該抱持著像對年紀較大的運動員那樣的期望，正如你對孩童在比賽中的表現以及在其他大部分通常需要多年練習才能達到卓越的事情上一樣，你對孩童肌力訓練的期望必須量身打造。孩童的體育活動上的激烈程度，在很大程度上是父母造成的，他們試圖在孩子身上實現夢想，以彌補自身能力的不足。大多數教練和父母都需要調整對孩子的期望，讓比賽就只是一場比賽。

想要在一個八歲或十歲的孩童身上「增加肌肉」也是一種錯誤的期待。肌力訓練對孩童是好的，並在某種程度上將對他們有所幫助，但由於孩童的發育上的限制，必須適度進行。

特定運動的肌力訓練計畫

五大鍛鍊動作計畫是大多數運動員理想的體能訓練計畫，因為所有運動員都能從最佳代謝體能訓練和更強壯的身體中獲益。雖然身體的所有主要肌肉群都會受到五大鍛鍊動作的刺激，但是這些動作並不會特別強調輔助肌肉群，而某些運動會對這些肌群產生壓力，所以需要根據它們在運動過程中承受的壓力有多強烈來設計特定的補強。為此，我們對五大鍛鍊動作計畫提供以下的修正建議，以配合特定項目的運動員。正如你將看到的，這裡包含了幾種前面的章節中沒有介紹過的動作，這些會在訓練之後做說明。

美式足球

　　為了在美式足球運動中變得更強壯，我們將保留基本五大鍛鍊動作中的四項動作，但我們將把這些動作分成兩次訓練。〈訓練1〉之後要休息七天，然後進行〈訓練2〉。再過七天後，運動員要再重複這兩項訓練循環，再次進行〈訓練1〉，接著〈訓練2〉，依此類推。在賽季期間，運動員應該在兩次訓練之間休息更多的時間。

— 訓練 1 —
1. 頸部屈曲／伸展（前／後）
2. 頸部側屈曲（左／右）
3. 腿部推舉
4. 下拉
5. 坐姿胸推

— 訓練 2 —
1. 提踵
2. 硬舉
3. 過頭推舉
4. 手腕彎舉
5. 正握腕彎舉

　　這些訓練的附加運動包括頸部屈曲（前／後）、頸部側屈曲（左右兩側）、提踵、硬舉、手腕彎舉和正握腕彎舉，這在第四章中的「五大自由重量訓練動作」中有硬舉的說明。由於頸部和前臂肌肉組織具有保護性質，就將它們直接加入訓練計畫。每一項訓練都是在交替的基礎上進行，如此你就可以在一次訓練中訓練你的脖子，下一次訓練中訓練你的前臂。在任何單一訓練中，動作總數不要超過五個，以免有訓練過度的風險。

與基礎訓練一樣，所有運動都應緩慢而平穩地進行。盡可能緩慢地移動阻力，只要不使動作變成一系列分段的動作就好。以一個動作到底的這種方式持續進行直到沒有力氣再做下一個。兩次動作之間不要休息。

四項頸部肌肉訓練機

我們建議從頸部開始訓練，這樣運動員就可以真正專注於這個肌肉群，並在他們精力充沛的時候訓練。把頸部訓練放在第一項也能確保它得到認真對待。美式足球運動中最具破壞性的傷害是頸椎損傷導致癱瘓，而強壯的頸部是預防這種損傷的最佳防護措施。我們建議想要增強頸部力量的運動員使用一種四向頸部肌肉訓練機，例如由麥肯或鸚鵡螺所製造的機器。必須瞭解運動過程中所需的肌肉動作和姿勢，以達到最好的訓練刺激。

如果具備相關知識，另一種替代方案是進行頸部伸展和屈曲的徒手阻力訓練，但在許多其他運動員同時訓練的環境中，這可能很難做到。

— 道格・麥格夫 醫師

─ 頸部屈曲（前）─

■ **肌肉動作**：使頸部彎曲的肌肉位於頸部的前方，從鎖骨到頭骨的底部。所有與頸部屈曲有關的肌肉都由頸部控制，所以在進行這個動作時，你要保持軀幹靜止不動，當你向前彎曲頸部時僅旋轉頭部。

■ **執行**：坐在機器上，面朝護墊，使鼻子位於兩個護墊之間。握住手柄，保持背部挺直並緩慢彎曲脖子，就好像你在俯視地板一樣。在完全收縮的位置短暫停頓，然後慢慢回到起始位置。重複此過程，直到無法再次重複。

─ 頸部屈曲（後）─

■ **肌肉動作**：使頸部向前彎曲的肌肉位於頸部的前方並由頸部本身控制，但是向後伸展頸部的肌肉，像是當你抬頭仰視時的動作，是從背部一直向下延伸到薦骨。因此，如果你使用四向頸部肌肉訓練機進行頸部伸展，你應該讓到整個胸部和腰部的脊柱前凸伸展，以便伸展頸部時，肌肉能充分收縮。

■ **執行**：坐在機器上，臉部與進行頸部向前屈曲練習的方向相反。這一次，把你的後腦勺靠在兩個護墊上，如此兩個護墊中間就是你的接觸點。握住手柄，讓自己坐於座椅的前面，讓你的腿幾乎能完全伸展，而且臀部位於座椅的邊緣。慢慢地把頭向後拉，如此你就可以把枕骨部位朝著臀部方向下壓。當你進入完全收縮的姿勢時，應試著透過稍微向後拱起背部，讓臀部朝向頭部。在此位置短暫停留，然後慢慢回到起始位置。重複此過程，直到無法再次重複。

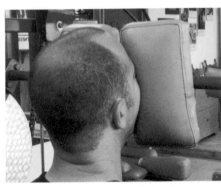 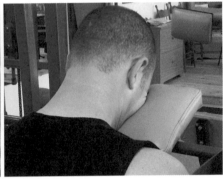

頸部前屈曲（開始及結束位置）

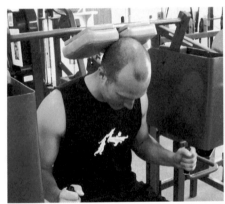 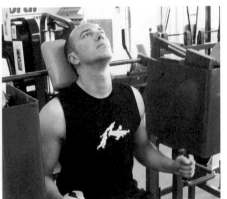

頸部後屈曲（開始及結束位置）

── 頸部側屈曲（右和左）──

　　四向頸部肌肉訓練機讓你只需改變坐的位置就能進行頸部兩側的訓練。訓練右側頸部時，坐在機器上使右耳與兩個護墊的中心對齊。握住手柄，保持軀幹挺直，慢慢地將頭向下壓，試圖用右耳接觸右肩。在完全收縮的位置短暫停留，然後慢慢回到起始位置。重複此過程，直到無法再次重複。

■ **肌肉動作**：頸部的側屈曲同時使用頸部右側或左側的前面與後面的肌肉，因此能使耳朵朝向肩膀移動。

■ **執行**：訓練頸部的左側時，只需再次改變你的坐姿位置，這次讓你的左耳能與兩個護墊的中心對齊。握住手柄，保持軀幹挺直，慢慢地低下頭，試圖用左耳接觸左肩。在完全收縮的位置短暫停留，然後慢慢回到起始位置。重複此過程，直到無法再次重複。

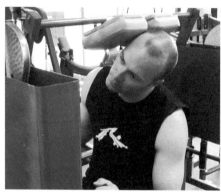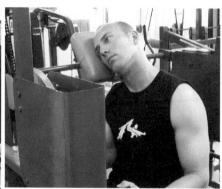

上圖：頸部右側屈曲（開始及結束位置）

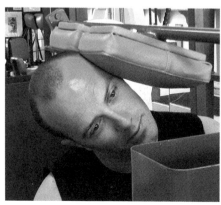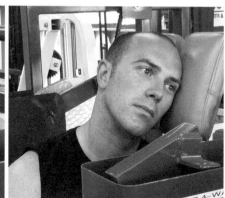

下圖：頸部左側屈曲（開始及結束位置）

— 手腕彎舉 —

■ **肌肉動作**：進行手腕彎舉時，參與最多的前臂肌肉包括肱撓肌、屈肌支持帶、旋前圓肌和掌長肌。

■ **執行**：手掌向上握住槓鈴（最好是粗槓），然後坐在一張平板凳上。將前臂的背側放在大腿上，而你的手背靠在膝蓋上。稍微向前傾，直到你的上臂和前臂之間的角度略小於九十度。現在，慢慢地開始向上彎曲你的手，就好像你想要你的手掌面對你的軀幹一樣。在完全收縮的位置短暫停留，然後慢慢把你的手放回到起始位置。重複此過程，直到無法再次重複。

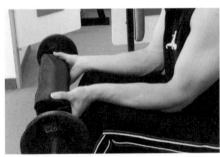 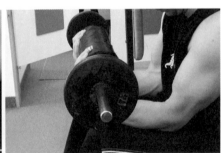

手腕彎舉（開始及結束位置）

— 正握腕彎舉 —

■ **肌肉動作**：前臂的肌肉中，在正握腕彎舉參與最多的是肱撓肌、橈側伸腕短肌、橈側伸腕長肌、尺側伸腕肌、伸小指肌、伸指肌、伸拇短肌、伸肌支持帶、外展拇長肌和肘肌。

■ **執行**：握住槓鈴，同樣最好是粗槓，但這次是手掌向下，然後坐在一張平板凳上。將前臂的腹側放在大腿上，將手掌靠在膝蓋上。稍微向前傾，直到你的上臂和前臂之間的角度略小於九十度。現在，慢慢地開始向上彎曲你的手背，就好像你想要你的指關節面對你的軀幹一樣。在完全收縮的位置短暫停留，然後慢慢把你的手放回到起始位置。重複此過程，直到無法再次重複。

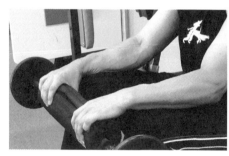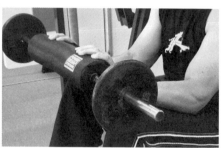

正握腕彎舉（開始及結束位置）

冰上曲棍球

　　對於冰上曲棍球員來說，最理想的訓練也應該包含基本五大鍛鍊動作計畫，但會將這些動作分散到不同次的訓練中，並針對冰上曲棍球中特別重要的肌肉進行額外的特定練習。大多數冰上曲棍球員都會同意，在休賽後最容易僵硬的肌肉群是下背部、大腿內側的內收肌、腰部的斜肌與臀肌群。因為溜冰的姿勢需要冰上曲棍球員一定程度的彎腰，所以當你打冰上曲棍球時，腰部肌肉幾乎會維持等長收縮。在這個計畫中，這些區域的肌肉將接受特殊的增強，包括大腿上方的內收肌，在溜冰過程中會強而有力地將股骨拉向身體中線；前臂用於射球和曲棍球棍操作；頸部，強壯的頸部在進攻和防守碰撞時能對運動員發揮保護作用；以及斜肌，因為在溜冰、射球和傳球的過程中軀幹會有相當多次的扭轉。冰上曲棍球員的訓練分為輪流進行的四項獨立訓練，每七天進行一次訓練。在賽季期間，甚至要更久再進行一次：

— 訓練 1 —

1. 臀部和背部訓練機
2. 坐姿划船
3. 過頭推舉
4. 大腿內收訓練機
5. 腰部旋轉訓練

— 訓練 2 —

1. 腿部推舉
2. 下拉
3. 坐姿胸推
4. 手腕彎舉
5. 正握腕彎舉

— 訓練 3 —

1. 下背伸展訓練機
2. 坐姿划船
3. 過頭推舉
4. 大腿內收訓練機
5. 腰部旋轉訓練

— **訓練 4** —

1. 頸部屈曲（前／後）
2. 頸部側屈曲（左／右）
3. 腿部推舉
4. 下拉
5. 坐姿胸推

先從〈訓練 1〉開始，每七天進行一次訓練，在賽季期間，或許更久再進行一次。下一週進行〈訓練 2〉；隔一週後再進行〈訓練 3〉；然後再一週之後再進行〈訓練 4〉。再過七天（或更長時間）後，再次輪流進行這四個訓練循環。之前未提及的動作應按以下方式執行：

— **臀部和背部訓練機** —

■ **肌肉動作**：所有的跳躍、突進和溜冰動作都強烈地依賴於臀大肌的參與。

■ **執行**：躺在臀部和背部訓練機的護墊上，然後調整身體到適當的位置，使臀部與兩個凸輪的軸對齊。將手臂向後推時，伸展雙腿同時雙腳併攏，直到雙腿的膝蓋鎖死並讓雙腿的高度低於膝蓋，以便拱起背部。在肌肉完全收縮的位置短暫停留。保持一條腿完全伸展固定，然後讓另一條腿盡可能回到原位，直到伸展的腿不能保持靜止為止。慢慢地將腿推回去，直到兩條腿在伸展姿勢下會合。拱起你的背部，收縮你的臀部。換另一條腿重複此動作。以交替方式持續進行，直到無法再次重複。

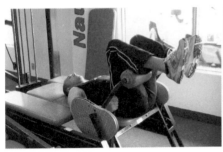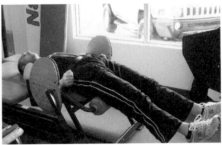

臀部和背部訓練機（開始及結束位置）

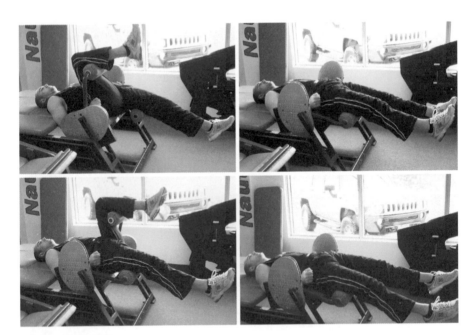

臀部和背部訓練機

─ 大腿內收訓練機 ─

■ **肌肉動作**：當大腿被拉向身體中線時，就會啟動大腿內側的內收肌，比如溜冰交叉行進的時候。

■ **執行**：坐在大腿內收訓練機上，把你的膝蓋和腳踝放在展開腿的移動手臂上。你的大腿內側和膝蓋應該緊緊地靠在擋板上。調整插銷，使完全展開的位置有阻力。保持頭和肩膀靠在座背上，慢慢地將膝蓋和大腿向內移動，直到兩腿平穩地靠在一起。在雙膝併攏的位置短暫停留，然後慢慢讓你的雙腿回到展開位置。重複此過程，直到無法再次重複。

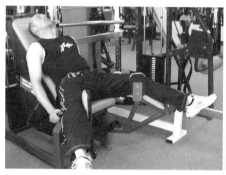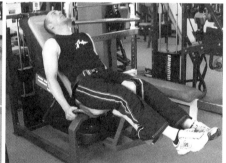

鸚鵡螺大腿內收訓練機（開始及結束位置）

─ 腰部旋轉訓練 ─

■ **肌肉動作**：腰部兩側的內外斜肌肌肉組織會強烈參與此動作。它們的功能是使脊椎向一側彎曲並旋轉軀幹，例如冰上曲棍球中的擊球、棒球中的揮棒或投球，或在高爾夫球中的揮桿動作。

■ **執行**：挺直的坐在機器的右側或左側。如果你是從右側開始，坐在機器中，小腿交叉並且身體傾向右側靠墊。這將穩固你的下半身，從而確保訓練中所有的動作都是由旋轉軀幹的肌肉所產生。把你的手臂放在護墊上，抓住兩支垂直桿。你應該挺直坐著，如此你的鼻子會位於兩支垂直桿中間，在整個移動過程中保持這個姿勢。慢慢地開始向右扭轉你的軀幹。在移動過程中，背部儘量挺直，鼻子位於兩支垂直桿中間。當你達到完全收縮的位置時，短暫停留，然後慢慢回到起始位置，並確保配重片不會碰觸到下面的配重片堆。繼續向右扭轉軀幹並在控制下返回，直到你無法再次重複。完成後，離開機器並從左側重新進入。以與右側相同的訓練方式，對軀幹左側的肌肉重複此過程。

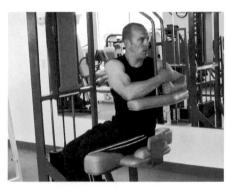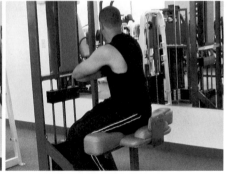

腰部旋轉訓練（開始及結束位置）

棒球

美式足球訓練計畫中的大部分動作都適用於棒球員的訓練。然而，考慮到投擲所使用的肌肉組織，需要對肩部的肌肉組織和腰部兩側的斜肌進行一些特定的訓練。

── **訓練 1** ──

1. 腿部推舉
2. 下拉
3. 坐姿胸推
4. 側平舉
5. 後三角肌訓練

── **訓練 2** ──

1. 提踵
2. 聳肩
3. 腰部旋轉訓練
4. 手腕彎舉
5. 正握腕彎舉

棒球員應該交替進行這兩個訓練，每次訓練之間間隔七天。

— 後三角肌訓練 —

■ **肌肉動作**：後三角肌的作用是將手臂向後拉到身體後面，例如當運動員手臂向後拉以投球時。

■ **執行**：也是另一個首選鸚鵡螺機器的動作。坐在機器中，讓你的背倚靠著背墊。把你的手肘放在你面前的護墊上，讓上臂與軀幹成九十度角。慢慢地開始把你的上臂向後拉，直到上臂位於你的軀幹後方。在完全收縮的位置停留，然後慢慢地讓你的手臂回到伸展或開始的位置。以這種方式反覆進行，直到你無法再次重複。

高爾夫球

除了一般的整體肌力外，高爾夫球手還應該注意前臂和斜肌這兩處的肌肉組織。因此，我們建議每七天交替進行以下兩項訓練：

— 訓練 1 —

1. 腿部推舉
2. 坐姿划船
3. 坐姿胸推
4. 手腕彎舉
5. 正握腕彎舉

— 訓練 2 —

1. 提踵

2. 下背伸展訓練機

3. 下拉

4. 過頭推舉

5. 腰部旋轉訓練

　　以上訓練計畫足以使運動員的力量達到最大水準。不要在這些計畫中新增任何動作，因為每次訓練不應該超過五項，以確保運動員對每項運動、每次鍛鍊都付出 100% 的投入。進行上述任何一種訓練的運動員，應該能夠在兩天內從事技巧訓練。然而，在肌力訓練後的隔天，最好還是放鬆和回顧比賽資料，比如看上一場的比賽的影片就好。

　　在結束這一章前，我們想特別點出體能訓練和技巧訓練都很重要，但從更高的角度來看，遺傳基因是運動員成功與否的主要決定因素。透過適當的技巧和體能訓練，你可以成為一名優秀的運動員；但要成為一名真正偉大的世界級運動員，需要有適當的技巧、體能訓練，以及遺傳基因。在最高水準的競技運動中，教練圈中出現了許多荒謬的民間傳說，因為這些教練手上的運動員，都是從嚴屬的自然選擇過程中存活下來的運動員。這些天生具有優勢的人幾乎使用任何方式訓練，都可以表現出卓越的成績。

　　不幸的是，大多數人並沒有這些遺傳基因天賦。對常勝軍隊伍進行合理的分析，就可以發現他們成功是歸因於球探，而非他們的教練。選才是造就優秀團隊的關鍵。如果你能找到最優秀的人才來建立你的團隊，那麼你很可能會擁有一支常勝軍。如果理想的遺傳基因與一個理想、有充分科學證據的訓練計畫相結合，比如本章中的計畫，那麼運動員的成功必定隨之而來。

老年人的
理想訓練計畫

關於運動的需求，老年人不應認為自己因為年齡的關係，就與其他人不同。在這方面，年老並沒有多大的改變。人體因運動刺激而產生的生理適應的所有生理機制在生命中的每個階段都保持不變。從生理學的角度來看，老年人與年輕人之間唯一的明顯區別是，老年人有更多的時間是處於適應不良的過程。從新陳代謝的角度來講，比起從事阻力訓練的普通年輕人，他們的代償不全又更嚴重。

細想沒有訓練經驗、平均三十五歲男性的生理結構。他正處於分水嶺，除非有適當的肌肉強化刺激的介入，否則他將開始自動流失大量的淨體重。平均七十歲的男性在他們三十五歲時就開始了類似的情

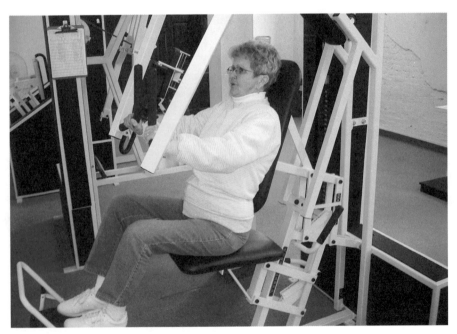

老年人最能受益於高強度的肌力訓練計畫。

況，而且在他不知情的狀況下持續了三十五年。所以老年人要從肌肉狀態更糟的角度出發，畢竟他在沒有補救措施的情況下讓肌肉系統的退化（或萎縮）過程持續了一段很長的時間。

儘管如此，不管是對年輕人還是老年人，逆轉肌肉萎縮所需從事的補救方法和生理機制皆相同。訓練中需要採取的預防措施對於所有人都相同，不過老年人特別需要嚴格遵守。老年人必須透過身體可以承受的完整動作範圍，來進行生物力學上的正確訓練。同樣地，這些訓練必須以肌肉和關節正常功能的方式來進行。最重要的是，任何一項動作都必須適當控制施加於肌肉、關節和結締組織上的力量，以盡可能避免受傷的機會。再次重申，所有適用於年輕人的運動和準則，也適用老年人，而且更適用。

在我們中心，所有在職的管理者和教學者都非常留心每個接受我們訓練的學員，而老年人當然也不例外。通常，唯一需要調整訓練計畫的時候是客戶受傷或是罹患像關節炎等疾病，這時候就要限制動作範圍。這可能代表需要稍微更改機器設定，但就我們如何運用訓練方案這部分，並沒有任何區別。

肌力對老年人的益處

老年人可以從肌力訓練中獲得更多回報，所以肌力訓練所帶來的好處對老年人而言比對其他人更令人振奮。[1]一個又一個的案例證明，如果對老年人施加適當的訓練刺激，他們變強壯的速度將會令人感到驚奇。他們的肌肉不需要很多刺激即可恢復到正常的基準，因為實際上他們的肌肉一直處於休眠狀態，極度需要刺激來喚醒並重新恢復它們。在短短的六到十二週內看到肌肉力量翻倍（是的，增加了100％）的案例並不罕見。以人的身體（和活力）可以有多少變化而言，這就等同於像是新陳代謝的「起死回生」。

　　研究顯示，對於老年人而言，適當的肌力訓練計畫可以對肌肉和健康益處產生以下變化：

■ 恢復肌肉力量和功能 [2]
■ 增加老年男性和女性的肌肉力量與肌肉大小 [3]
■ 增強行走耐力 [4]
■ 降低體脂肪 [5]
■ 新陳代謝率提高 [6]
■ 降低休息血壓 [7]
■ 改善血脂概況 [8]
■ 胃腸道運送速度加快 [9]
■ 提高葡萄糖利用率 [10]
■ 減輕腰痛 [11]
■ 增加骨質密度 [12]
■ 緩解關節炎不適 [13]
■ 緩解憂鬱 [14]
■ 改善冠狀動脈術後表現 [15]

　　另外值得注意的是，這些研究中沒有一項有發現任何與訓練有關的傷害。

肌肉放熱的益處

對老年人的另一個重要考慮因素是肌肉可以調節體溫。人體應該保持華氏九十八點六度的體溫，但是隨著人們多年來的肌肉流失，他們也會失去肌肉所能提供的熱能，結果導致他們更容易受到冷熱的影響，這會引起體溫的不健康波動。這種狀況對於老年人而言可能是一個嚴重的問題，尤其是當他們生病時。

醫生們都知道，大多數得了肺炎或泌尿道感染的人都會發燒，但老年患者則不一定。在這種情況下，老年患者更常出現體溫過低。原因是肌肉會產生相當多的熱量，因為身體的代謝活動都是放熱反應，這意味著它會產生熱。以汽車為例，引擎會產生大量的熱。這就是汽車製造商要安裝散熱器的原因。記住熱力學的第一定律，就是你不可能無中生有得到能量。能量總是必須輸入到系統中。而熱力學的第二定律，實際上就是你永遠都無法收支平衡。這意味著，能量的轉換過程總是會有部分浪費在系統外部。這正是人體產生熱量的方式；熱量是肌肉組織消耗能量時，機械效率低下的產物。如果你的身體沒有足夠的肌肉組織，你將不會產生多餘可用於維持體溫的熱量。

大多數人沒有意識到老年人對體溫過低的脆弱程度。如果一位老年人恰巧在洗澡時滑倒，而在數小時內沒有被發現，他死於體溫過低的風險，與任何與摔倒有關的傷害一樣高。我們再重申一次，肌肉是老年人的重要保護組織，而且越多越好。

前面列出的十幾種益處，與其說是肌力訓練的直接效果，不如說是隨著身體產生或恢復更多肌肉所逐步形成的間接效果。在關節炎患者身上，強壯的肌肉在控制、移動上，將比無力的肌肉更有效率。關於骨質疏鬆症，研究顯示只要使用有意義的重量，則老年人能從肌力訓練中得到益處。有意義重量的定義為：受試者的一次反覆最大重量的 75％至 80％。低於此數值的負重可能不足以刺激身體改變骨質密度。與所有人一樣，老年人必須使用有意義的負重來進行適當的肌力訓練計畫，並且當訓練者的肌力隨著時間增強時，應該逐漸提高負重。

所以，多數健身專業人員將老年人當作高級瓷器般對待的方法是有害的。當然，年長訓練者必須謹慎行事。必須注意執行鍛鍊的方式，例如控制運動的速度和減小動量，以此來控制施加在關節上的力量，但對所有訓練者都應是如此。訓練者和教練在選擇重量或精力的使用上不能軟弱隨便。如果採用「輕鬆以對」的方法，肌力訓練的益處將會減少或根本無法實現。

肌力訓練在醫學上的影響

肌力訓練是人類的最佳預防醫學。在許多情況下，老年人使用藥物來改善健康相關的數據，卻從未有人告訴他們，適當的阻力訓練絕對有能力達到相同的作用。隨著肌肉的增加而增加的許多新陳代謝益處，可以消除老年人經常服用藥物，以治療高或低血壓和高膽固醇濃度等併發症症狀的需求。

執行適當的肌力訓練計畫並正在接受糖尿病等疾病藥物治療的老年人或任何其他人應該受到密切監測，因為他們的藥物服用量很可能必須減少。回顧第二章的梯瀑式放大。舉例來說，如果替患有非胰島素依賴型糖尿病的老年人開立口服降血糖藥，那麼在訓練期間發生肝醣動員時，胰島素敏感度會隨著肌力和肌肉量的增加而顯著提高。原本對老年人而言剛好的口服降血糖藥的劑量，在執行肌力訓練計畫的六到十二週後，胰島素敏感度的改善可能會導致血糖下降到過低的程度。

　　血壓藥物也存在類似情況。肌力訓練能產生更多的肌肉量，以及更多血管組織來支持肌肉。隨著訓練者生長出更多的血管以供應新生長的肌肉，血管床的總體積會增大，而周邊血管阻力將開始降低。因此，對於服用降血壓藥的訓練者來說，原本能適當控制血壓的劑量現在反而使他們低血壓及頭暈。肌力訓練本身就是刺激身體產生強大結果的「強效藥」。

重獲行動力

　　適當的肌力訓練計畫除了提供所有上述好處之外，更重要的是還為老年人提供了重新獲得獨立與自由的機會。生理學家偉恩·韋斯柯特進行的一項研究，從護理之家挑選了無法走動的老年人，並讓他們參加了為期十四週的短時間訓練，其中包括一組六種不同的動作。受試者的平均年齡為八十八歲半。在研究結束時，老年人的肌肉平均增加了四磅（約一點八公斤），脂肪減少了三磅（約一點四公斤）。下半身肌肉的力量增加了80％以上，而他們的上半身肌肉的力量幾乎增加了40％。他們的臀部和肩膀的柔軟度分別平均提高了50％和10％。更重要的是，在研究結束時，許多以前坐輪椅的受試者能夠再次行走。他們不需要坐輪椅，而且也不再需要全天候護理。[16]

　　能到處走動和自己做事情的能力就是所謂的獨立，對老年人特別是如此。參加短暫而基本的肌力訓練計畫可以使老年人恢復以前所享有，但隨著他們的肌肉萎縮而逐漸減少的獨立性和尊嚴。它可以讓老年人宛若重獲新生。

　　你可能有看過以老年人為客群的電動輪椅和代步車的電視廣告，使用這些設備可以擴大老年人的行動範圍。儘管這些設備就目前而言還不錯，但是它們永遠無法恢復失去的行動力。它們可能可以讓人們前往更多以其他方式無法抵達的地點，但是許多日常活動仍然需要他人的協助。必須不斷依賴他人的恩惠，使人們無論在身體還是心理上都處於弱勢的地位。

　　特別是當今的老年人屬於習慣活動的一代。因此，一旦他們重新獲得活動的能力，他們就會再次活躍。老年人不必參加「步行計畫」、使用跑步機或踩飛輪健身車，來使他們獲得足夠的活動量。一旦老年人變得更強壯，他們的活動量自然會上升。從外觀的角度來看，一切都會改善，包括他們的外貌、姿態、舉止和膚色。隨著老年人肌肉量的增加，其他一切改變也會隨之而來。

老年人的三大鍛鍊動作

　　通常，老年人應該執行與其他任何人相同的基本訓練計畫。不過，必定還是會有例外。對於覺得該計畫負擔太重的的人，我們發現訓練者進行每次不超過三項動作的計畫，效果仍然很好。下面是一個例子：

1. 坐姿划船
2. 坐姿胸推
3. 腿部推舉

　　許多老年人的訓練頻率不超過每七到十四天一次。不必擔心這訓練量「不夠」。如果你將老年人想像為某人被困在行動不便的身體中，那麼一旦產生足夠的肌力來恢復行動能力，這個人的活動量就會同時增加。

　　總之，我們建議將第四章中概述的基本五大鍛鍊動作作為針對老年人的理想訓練計畫。然而，如果因為活動度或其他因素妨礙了那個方案的進行，那麼執行基本的三大鍛鍊動作，並積極地把焦點放在這些基本動作的進展上，將使一般老年人在新陳代謝方面的獲得大量益處。

革命性研究

　　最後，我們想與你分享一項研究，該研究在肌力訓練和老年人方面的影響只能以「革命性」來形容。聽起來似乎不太可能，但這個指出肌力訓練實際上可以逆轉老化過程。

　　這項研究的結果發表在線上醫學雜誌《公共科學圖書館》上，研究人員招募了二十五名平均年齡七十歲的健康老年人和二十五名平均年齡二十六歲的大學生。所有受試者均接受了肌肉活組織切片檢查，並比較了每個受試者的兩萬四千個基因。值得注意的是，年齡較大和較小的受試者之間有六百個基因明顯不同。在研究之前，發現老年人和年輕人的活動量相似，儘管正如人們所想得那樣，年輕人比老年人強壯得多。接著，老年受試者參加了一項為期六個月的肌力訓練計畫。後來研究人員發現，老年人的體能從比年輕人弱 59％ 變到僅弱 38％。更重要的是老年人基因的改變。老年人的基因狀態發生了顯著變化，看起來與年輕訓練者更像了。研究人員透過以下陳述來總結他們的研究：

> 運動訓練後，受年齡和運動所影響的大多數基因，其老化的轉錄特徵明顯逆轉回年輕的水準。我們得出結論，健康的老年人通常粒腺體損傷和肌肉無力，但是經過六個月的阻力運動訓練後，在表型層面上可以部分逆轉，而在轉錄體層面上則可以顯著逆轉。[17]

在人類歷史上，沒有任何其他事物能在分子層面上顯現出對老化的功能逆轉。當白藜蘆醇顯示可以逆轉老鼠和蠕蟲的衰老時，它就被視為逆轉年齡的藥物在貨架上被一掃而空，但其實沒有任何證據表明它對人類有類似的作用。可以延長壽命或客觀上逆轉衰老的任何事物，最早的歷史紀錄可追溯到文學作品《吉爾伽美什史詩》中。經過幾千年對「青春之泉」的搜尋，現在臨床研究從本質上說：「快看，就在這裡，這是在分子層面上，顯現出對老化的實際功能逆轉！」令人非常驚訝的是，在老年人中功能運作不佳的基因可以恢復到它們的正常功能水平。

但是對我們以及從事我們提倡的訓練法的任何人而言，這都不令人意外。老年人一開始以最小的重量開始訓練，然後在很短的時間內看到力量等於或大於平均二十五歲年輕人的力量，這種情況並不罕見。我們中心有七十五歲和八十歲的客戶，通常一位新的二十五歲客戶剛來時，最初使用的重量無法達到我們大多數老年客戶們正在使用的重量。

話雖如此，這項研究在二〇〇七年問世後發生的最令人驚訝的事情是：到現在為止竟然什麼都沒發生。如此重大的消息應該在我們的人生中不斷的被人播報，但是報紙的頭版和晚間新聞節目都沒有提及，這樣使我們都無法理解。也許它未能引起人們廣泛關注的原因是因為人們更願意服用藥物，認為這將逆轉衰老。只有少數人會聽到這樣的消息並說：「我可以努力為自己做點什麼；透過運用自己的努力和職業道德，我可以為自己實現此目標！」也許吧。

為了產生這種益處，任何年齡的人都必須願意努力訓練，但這在我們的社會中相當罕見。欣慰的是，和我們一起努力的人，都是瞭解並運用此原則的人，而他們正在收割我們本書中所涵蓋的所有益處。

感謝詞

特別感謝本書的共同作者約翰‧利特爾。很榮幸你邀請我參與這本書的撰寫，而且我非常感謝你做的所有工作，將我們的電話交談轉化為關於身體訓練的論述。感謝肯‧哈欽斯設計出第一個提高強度但降低力量的方案。也要感謝已故的麥克‧門策爾，他在沒有英雄的時代扮演了一位英雄，還有感謝泰瑞‧卡特，他在終級運動（Ultimate Exercise）健身房的創辦初期倡導「負重時間」和每週一次的訓練。感謝已故的克萊‧布倫森如此熱情且願意試驗終級運動健身房。感謝西雅圖理想運動（Ideal Exercise）的負責人 —— 克雷格‧安德森：在數小時的討論中，你的見解幫助塑造出本書。

謝謝德魯‧貝與愛林頓‧達頓博士，感謝你們出色的網站和著作。感謝萊恩‧霍爾讓我們知道由於基因的關係，不可能有一體適用的方法。感謝波‧萊利在商業上的建議以及舉辦出色的研討會。感謝終級運動健身房的經理 —— 艾德‧加布，還有教練莎拉‧庫柏，感謝你們無窮的精力並讓終級運動保持運作。最後，感謝亞瑟‧瓊斯：謝謝你開始了這一切，你的著作為我的生命設定了方向。

—— 道格‧麥格夫 醫師

　　我想將很多人加入道格的感謝清單。第一位就是道格‧麥格夫，你在代謝體能訓練和運動的劑量反應關係方面的見解令人驚豔，並且對於運動科學的認識帶來極大的貢獻。我也感謝我們的醫學繪圖者提姆‧費達克的貢獻，他絕佳的透視圖讓人可以更深入地瞭解肌肉功能和人類的新陳代謝，以及高斯‧季亞曼托普拉斯說明侵入過程本質的圖表。此外，我必須感謝數十年來一直努力運用自己的技術、保持記錄並尋求因果關係的私人教練。包括弗雷德‧哈恩、安‧瑪莉‧安德森、道格‧荷蘭、大衛‧藍道、泰瑞‧利特爾、嘉禮‧浩威、布萊爾‧威爾遜、克里斯‧格林菲爾德、丹尼爾‧克雷格、大衛‧威爾森和傑洛米‧海默斯等專業教練，連同道格提及的那些人，他們代表世界最頂尖的私人教練。

　　我也想特別強調道格對我已故友人麥克‧門策爾的感謝，麥克是第一位大規模全面研究減少訓練量和頻率等問題的益處和必要性的人，而且他從他的研究中得出了許多有意義的結論，加深了我們對運動科學的瞭解。

── 約翰‧利特爾

註釋
相關科學文獻

引言

1. U.S. Department of Commerce, Bureau of the Census, *Historical Statistics of the United States*; and Department of Health and Human Services, *National Center for Health Statistics Reports* 54, no. 19 (June 28, 2006), dhhs.gov.

2. P. S. Bridges, "Prehistoric Arthritis in the Americas," *Annual Review of Anthropology* 21 (October 1992): 67–91; A. Liverse et al., "Osteoarthritis in Siberia's Cis-Baikal: Skeletal Indicators of Hunter-Gatherer Adaptation and Cultural Change," *American Journal of Physical Anthropology* 132, no. 1 (2007): 1; P. S. Bridges, "Vertebral Arthritis and Physical Activities in the Prehistoric Southeastern United States," *American Journal of Physical Anthropology* 93, no. 1 (1994): 83; W. J. MacLennan, "History of Arthritis and Bone Rarefaction on Evidence from Paleopathology Onwards," *Scottish Medical Journal* 44, no. 1 (February 1999): 18–20; and P. S. Bridges, "Degenerative Joint Disease in Hunter-Gatherers and Agriculturists from the Southeastern United States," *American Journal of Physical Anthropology* 85, no. 4 (August 1991): 379–91.

第一章 定義健康、適能與運動

1. W. C. Byrnes, P. McCullagh, A. Dickinson, and J. Noble, "Incidence and Severity of Injury Following Aerobic Training Programs Emphasizing Running, Racewalking, or Step Aerobics," *Medicine and Science in Sports and Exercise* 25, no. 5 (1993): S81.

2. Plutarch, *Lives, vol. II, translated from the Greek, with Notes and A Life of Plutarch*, by Aubrey Steward and George Long (London: George Bell and Sons, 1899), 46–47.

3. Herodotus, *The History of Herodotus*, 3rd edition, translated by G. C. Macaulay

(London: MacMillan and Co., Limited, 1914), 96, 105–6.

4. Lucian, "Pro Lapsu inter Salutandum," in *The Works of Lucian of Samosata* (Vol. III), translated by H. W. Fowler and F. G. Fowler (Oxford: The Clarendon Press, 1905), 36.

5. G. Whyte, "Is Exercise-Induced Myocardial Injury Self-Abating?" *Medicine and Science in Sports and Exercise* 33, no. 5 (May 2001): 850–51,「心臟超音波研究指出，在訓練有素的人進行超耐力運動後的心臟功能障礙。標準鐵人和半程鐵人競賽導致靜止左心室舒張功能和收縮功能發生可逆性的異常。結果顯示，心臟功能障礙可能部分歸因於心肌損傷，儘管造成這種心肌損傷的機制仍有待充分闡明。」; W. L. Knez et al., "Ultra-Endurance Exercise and Oxidative Damage: Implications for Cardiovascular Health," Sports Medicine 36, no. 5 (2006): 429–41; J. E. Sherman et al., "Endurance Exercise, Plasma Oxidation and Cardiovascular Risk," Acta Cardiologica 59, no. 6 (December 2004): 636–42; and R. Shern-Brewer et al., "Exercise and Cardiovascular Disease: A New Perspective," *Arteriosclerosis, Thrombosis, and Vascular Biology* 18, no. 7 (July 1998): 1181–87.

6. D. R. Swanson, "Atrial Fibrillation in Athletes: Implicit Literature-Based Connection Suggests That Overtraining and Subsequent Inflammation May Be a Contributing Mechanism." *Medical Hypotheses* 66, no. 6 (2006): 1085–92.

7. M. Deichmannet, A. Benner, N. Kuner, J. Wacker, V. Waldmann, and H. Naher, "Are Responses to Therapy of Metastasized Malignant Melanoma Reflected by Decreasing Serum Values of S100 β or Melanoma Inhibitory Activity (MIA)?" *Melanoma Research* 11, no. 3 (June 2001): 291–96,「在移轉性黑色素瘤中，大多數患者血清中的 S100 β（一種腫瘤標記）以及黑色素瘤抑制活性均有升高。已經發現兩者的升高與存活期縮短有關，而且最近報告指出，在治療期間，血清中這些參數的變化可以預測晚期疾病的治療結果。」; and R. V. T. Santos, R. A. Bassit, E. C. Caperuto, and L. F. B. P. Costa Rosa, "The Effect of Creatine Supplementation upon Inflammatory and Muscle Soreness Markers After a 30km Race," *Life Science* 75, no. 16 (September 15, 2004): 1917–24,「經測試後（跑步 30 公里），對照組運動員的血漿 CK（4.4 倍）、LDH（43％）、PGE2（6.6 倍）和 TNF- alpha（另一種腫瘤標記）（2.34 倍）均呈現濃度升高的情況，

表示高程度的細胞損傷和發炎。」

8. H. J. Wu, K. T. Chen, B. W. Shee, H. C. Chang, Y. J. Huang, and R. S. Yang, "Effects of 24 H Ultra-Marathon on Biochemical and Hematological Parameters," *World Journal of Gastroenterology* 10, no. 18 (September 15, 2004): 2711–14,「結果：比賽後，總膽紅素、直接膽紅素、鹼性磷酸酶、天門冬胺酸轉胺酶、丙胺酸轉胺酶和乳酸鹽脫氫酶均顯著增加（P < 0.05）。比賽完兩天和九天後，紅血球、血紅素和血容比均顯著下降（P < 0.05）。比賽完兩天後，總蛋白質、白蛋白和球蛋白濃度顯著下降。雖然比賽剛結束時 BIL、BIL-D 和 ALP 恢復到它們的原始濃度，但是高密度脂蛋白膽固醇仍保持不變，直到比賽後第二天和第九天才有顯著下降。結論：超級馬拉松與血液學指數的多種重大變化相關，其中多種與受傷有關。為了提供適當的醫療照顧和介入措施，接受高頻率和高強度訓練計畫的男性運動員必須監測他們的肝膽功能。」〔註釋：HDL 降低、LDL 增加、紅血球計數和白血球計數下降。肝臟受損及膽囊功能降低。睪固酮減少。〕

9. M. J. Warhol, A. J. Siegel, W. J. Evans, and L. M. Silverman, "Skeletal Muscle Injury and Repair in Marathon Runners After Competition," *American Journal of Pathology* 118, no. 2 (February 1985): 331–39,「比賽後跑者的肌肉顯示出局部纖維損傷和修復的超微結構變化：細胞內部和外部水腫伴隨內皮細胞損傷；肌纖維溶解、橫小管系統擴張和破壞，以及無炎性浸潤的局部粒線體變性（一至三天）。粒線體和肌纖維的損傷顯示經過三到四週會逐漸修復。之後活體組織切片顯示出再生反應的中央核和衛星細胞特徵（八至十二週）。經驗豐富跑者的肌肉顯示出細胞間膠原沉積，暗示了重複性損傷的纖維化反應。非跑者對照組的肌肉組織均未發現這些現象。」

10. J. A. Neviackas and J. H. Bauer, "Renal Function Abnormalities Induced by Marathon Running," *Southern Medical Journal* 74, no.12 (December 1981): 1457–60,「比賽後的所有尿液檢查均嚴重異常。…我們得出的結論是，腎功能異常發生在馬拉松跑者中，而異常的嚴重程度與溫度有關。」

11. M. K. Fagerhol, H. G. Neilsen, A. Vetlesen, K. Sandvik, and T. Lybert, "Increase in Plasma CalProtectin During Long-Distance Running," *Scandinavian Journal of Clinical and Laboratory Investigation* 65, no. 3 (2005): 211–20,「跑步會導致生化和血液學

上的變化，與組織損傷的發炎反應一致。…在馬拉松、半程馬拉松、三十公里跑步、突擊隊員訓練課程和最大攝氧量運動期間，鈣衛蛋白的濃度分別增加了 96.3 倍、13.3 倍、20.1 倍、7.5 倍和 3.4 倍。這些變化可能反映了組織或血管內皮的損傷，造成微血栓形成伴隨其後的嗜中性白血球活化」

12. S100β 是反映出中樞神經系統損傷的一種蛋白質。N. Marchi, P. Rasmussen, M. Kapural, V. Fazio, K. Kight, A. Kanner, B. Ayumar, B. Albensi, M. Cavaglia, and D. Janigro, "Peripheral Markers of Brain Damage and Blood-Brain Barrier Dysfunction," *Restorative Neurology and Neuroscience* 21, no. 3–4 (2003): 109–21,「血清中的 S100β 是血腦屏障開啟的早期標記，它可能在神經元損傷之前發生，並可能影響治療策略。第二，S100β 濃度大量升高是之前腦部損傷的指標，並作為預後不良的預測或區分廣泛損傷與輕度暫時性損傷的診斷方法，具有臨床意義。」〔註釋：這種損傷類似於急性腦外傷，顯示 S100β 濃度升高，是腦損傷和血腦屏障功能障礙的標記。〕; A. J. Saenz, E. Lee-Lewandrowski, M. J. Wood, T. G. Neilan, A. J. Siegel, J. L. Januzzi, and K. B. Lewandrowski, "Measurement of a Plasma Stroke Biomarker Panel and Cardiac Troponin T in Marathon Runners Before and After the 2005 Boston Marathon," *American Journal of Clinical Pathology* 126, no. 2 (2006): 185–89,「我們也提出了中年、非職業運動員在波士頓馬拉松賽前後的新型血漿生化標記中風模組的結果。中風模組由四種生物標記組成：S100β、D- 二聚體、BNP 和 MMP-9。根據各種分析物的結果，由軟體演算法計算出中風指數範圍為 1 到 10，且有兩個分界值：1.3 以下屬於低風險；5.9 以上屬於高風險。就個別標記來說，我們觀察到競賽後的 MMP-9 和 D- 二聚體濃度在統計學上顯著增加，而 S100β 或 BNP 的濃度則沒有顯著變化。計算出的中風指數從平均值 0.97 增加到 3.5（P ＜ .001），並且有兩名受試者的指數值高於高風險分界值。我們沒有隨後的臨床或放射學數據來記錄這些受試者中是否發生中風。」

13. H. Schmitt, C. Friebe, S. Schneider, and D. Sabo, "Bone Mineral Density and Degenerative Changes of the Lumbar Spine in Formal Elite Athletes," *International Journal of Sports Medicine* 26, no. 6 (July 2005): 457–63,「這項研究的目的是評估曾參加不同田徑運動的優秀男性運動員的骨質密度（bone mineral density，BMD）和腰椎的退化改變，並確定身體組成和退化改變對 BMD 的影響。有

159 名（40 名投擲、97 名跳躍及 22 名耐力運動員）男性優秀運動員參與了
這項研究。⋯投擲運動員的身體質量指數高於跳躍和耐力運動員。投擲和跳
躍運動員的 BMD（T-LWS）比耐力運動員還高。雙變項分析顯示 BMD（T 值）
與年齡呈負相關，以及 BMD 與 Kellgren 分數呈正相關（P＜0.05）。即使對
干擾因素進行了多次調整，投擲、撐竿跳高、跳遠和三級跳遠運動員的腰椎
BMD 仍明顯高於馬拉松運動員。」

14. A. Srivastava, and N. Kreiger, "Relation of Physical Activity to Risk of Testicular Cancer," *American Journal of Epidemiology* 151, no. 1: 78–87.

第二章 總體新陳代謝訓練

1. CNN news story, June 6, 2005, http://edition.cnn.com/2005/health/06/06/ sprint. training.

2. K. A. Burgomaster, S. C. Hughes, G. J. F. Heigenhauser, S. N. Bradwell, and M. J. Gibala, "Six Sessions of Sprint Interval Training Increases Muscle Oxidative Potential and Cycle Endurance Capacity in Humans," *Journal of Applied Physiology* 98, no. 6 (June 1, 2005): 1985–90.

3. E. F. Coyle, "Very Intense Exercise-Training Is Extremely Potent and Time Efficient: A Reminder," ibid., 1983–84.

4. Professor Martin (M. J.) Gibala quoted from a CTV interview, ctv. ca/servlet/ articlenews/story/ctvnews/1117489599756_13/?hub=health.

5. M. J. Gibala, J. P. Little, M. van Essen, G. P. Wilkin, K. A. Burgomaster, A. Safdar, S. Raha, and M. A. Tarnopolsky, "Short-Term Sprint Interval Versus Traditional Endurance Training: Similar Initial Adaptations in Human Skeletal Muscle and Exercise Performance," *Journal of Physiology* 575 (2006): 901–11.

6. Professor Martin (M. J.) Gibala quoted from a telegraph.co.uk article, telegraph. co.uk/news/main.jhtml?xml=/news/2005/06/05/nfit05.xml.

7. Kenneth Cooper, *The New Aerobics* (New York: Bantam Books, 1970), 17.

8. Ibid., 18.

9. J. G. Salway, *Metabolism at a Glance*, Chapter 26: "Glycogenolysis in Skeletal Muscle,"
「在肝臟中，升糖素和腎上腺素均會促進肝醣分解作用，而在肌肉中只有腎

上腺素才有效。面臨危機時，需要腎上腺素促進肝醣的動員，這個反應必須立即發生。這會經由顯著的梯瀑式放大來達成…其中環磷酸腺苷（cyclic AMP）扮演著重要的角色。透過這種方式，僅十億分之一莫耳濃度的少量腎上腺素就可以迅速動員大量葡萄糖殘基以作為呼吸的燃料。」; Ibid.,「肌肉中的肝醣分解作用式透過梯瀑式放大來刺激…磷酸化酶（phosphorylase）產生 1-磷酸葡萄糖，然後將其轉化為 6-磷酸葡萄糖。由於肌肉中缺乏 6-磷酸葡萄糖，因此 6-磷酸葡萄糖完全被用於糖解作用以產生三磷酸腺苷。此外，由於肌肉己糖激酶對葡萄糖的 KM（或新陳代謝率）非常低，因此它對葡萄糖具有非常高的親和力，並且很容易將肝醣中被去分支酶釋放的 10% 葡萄糖單位磷酸化為游離葡萄糖，因此可以確保它被糖解作用所使用。應該要記住，腎上腺素會增加環磷酸腺苷的濃度，這不僅刺激肝醣分解作用，而且在肌肉中也促進糖解作用。」; Ibid.,「肝醣分解梯瀑反應顯示了由腎上腺素單分子提供的原始信號如何在梯瀑反應過程中被放大，從而活化大量的磷酸化酶分子，確保肝醣的快速動員，如下所示：

「1. 一個腎上腺素分子能刺激腺苷酸環化酶以形成數個環磷酸腺苷分子。每個環磷酸腺苷的個體將一個無活性四聚體解離成兩個游離的環磷酸腺苷依賴性蛋白激酶（也稱為蛋白激酶-A）的催化活性基。如此提供一個相對適中的放大係數 2。」

「2. 環磷酸腺苷依賴性蛋白激酶的每個活性分子都會磷酸化並活化多個磷酸化酶激酶分子［因此，我們現在往下了三個步驟］。此時，發生了肝醣合成和分解的相互調節。首先，在結束肝醣合成的鈍化之前，讓我們繼續探討肝醣分解作用。一分子的磷酸化酶激酶磷酸化了數個無活性的磷酸化酶-B 分子，以產生磷酸化酶-A 的活性形式，如此一來，肝醣分解作用現在才可以進行。」

10. Ibid.,「在壓力或飢餓的運動期間，儲存在脂肪組織中的三酸甘油酯被動員為脂肪酸，經由氧化來作為一種修復性燃料。這類似於以肝醣作為葡萄糖單位的動員。它發生在相似的情況下，並且受到相似的荷爾蒙控制。肌肉和肝臟中，脂肪酸是非常重要的能量來源，它們在那裡會被代謝為酮體。由於脂肪酸是疏水性的，因此它們在血液中必須仰賴白蛋白（一種可溶於液體的蛋白質）來作運送。它們可以為大多數細胞提供修復性燃料，但是大腦和紅血球除外，因為它們缺乏能氧化脂肪酸的酵素。脂肪酸的利用調節顯現在四個層面上：

1. 三酸甘油酯進行糖解作用以形成游離脂肪酸。

2. 脂肪酸再酯化，或從脂肪組織中動員出來。

3. 乙醯輔酶 A 酯到粒線體的運輸。

4. β - 氧化中 FAD 和 NADH 的可利用性。」

「糖解作用與脂肪組織」

「糖解作用和脂肪組織受荷爾蒙敏感性脂解酶所控制，這種酶也稱為三酸甘油酯酶和動員脂肪酶。這種酶將三酸甘油酯水解為單酸甘油酯，單酸甘油酯隨後又被水解為單酸甘油酯酶。例如，三月桂酸甘油酯轉化為三個月桂酸分子和甘油。糖解作用在運動中被腎上腺素刺激、在禁食時被升糖素刺激，而在飢餓時被腎上腺皮質荷爾蒙刺激。該機制涉及了既可刺激荷爾蒙敏感性脂解酶，又可抑制乙醯輔酶 A 羧化酶的環磷酸腺苷依賴性蛋白激酶。此外，作為對飢餓的長期適應力，皮質醇同樣會刺激荷爾蒙敏感性脂解酶。相反，在飽食狀態下，荷爾蒙敏感性脂解酶會被胰島素所抑制。」

11. S. B. Stromme, et al., "Assessment of Maximal Aerobic Power in Specifically Trained Athletes," *Journal of Applied Physiology* 42 (Issue 6) (1977), 833–37. 這項研究測量了運動員的最大攝氧量，並發現最大攝氧量的改善僅在他們專門的運動中表現出來。例如，優秀的越野滑雪運動員，在滑雪過程中測得的最大攝氧量明顯高於跑步過程中測得的最大攝氧量。這表明最大攝氧量是一項運動特定的肌肉適應能力（不花太大工夫），而不是中央 CV 的適應能力。; J. R. Magel, et al., "Specificity of Swim Training on Maximal Oxygen Uptake," *Journal of Applied Physiology* 38 (Issue 1) (1975), 151–55. 在此研究中，年輕男性受試者進行每天一小時，每週三天，持續十週的游泳間歇式訓練。接受游泳訓練的受試者的游泳最大攝氧量顯著增加，但跑步最大攝氧量則無明顯變化。這與 Stromme 的研究得出的結論相同。

12. B. Saltin, et al., "The Nature of the Training Response: Peripheral and Central Adaptations of One-Legged Exercise," *Acta Physiologica Scandinavica* 96, no. 3 (March 1976): 289–305.

第三章 運動的劑量反應關係

1. H. S. Milner-Brown, R. B. Stein, and R. Yemm, "The Orderly Recruitment of Human Motor Units During Voluntary Isometric Contractions," Journal of Physiology 230, no. 2 (April 1973): 359–70; H. S. Milner-Brown, R. B. Stein, and R. Yemm, "Changes in Firing Rate of Human Motor Units During Linearly Changing Voluntary Contractions," Journal of Physiology 230, no. 2 (April 1973): 371–90. See also Journal of Neurophysiology 55, no. 5 (May 1986): 1017–29, and Journal of Neurophysiology 57, no. 1 (January 1987): 311–24.

2. K. J. Ostrowski, G. J. Wilson, R. Weatherby, P. W. Murphy, and A. D. Lyttle, "The Effect of Weight Training Volume on Hormonal Output and Muscular Size and Function," Journal of Strength and Conditioning Research 11, no. 3 (August 1997): 148–54.

3. R.N. Carpinelli and R. M. Otto, "Strength Training: Single Versus Multiple Sets," Sports Medicine 26, no. 2 (1998): 73–84.

4. W. Wescott, K. Greenberger, and D. Milius, "Strength Training Research: Sets and Repetitions," Scholastic Coach 58 (1989): 98–100.

5. D. Starkey, M. Welsch, and M. Pollock, "Equivalent Improvement in Strength Following High Intensity, Low and High Volume Training," (Paper presented at the annual meeting of the American College of Sports Medicine, Indianapolis, IN, June 2, 1994).

6. D. Starkey, M. Pollock, Y. Ishida, M. A. Welsch, W. Brechue, J. E. Graves, and M. S. Feigenbaum, "Effect of Resistance Training Volume on Strength and Muscle Thickness," Medicine and Science in Sports and Exercise 28, no. 10 (October 1996): 1311–20.

7. P. M. Clarkson and K. Nosaka, "Muscle Function After Exercise-Induced Muscle Damage and Rapid Adaptation," Medicine and Science in Sports and Exercise 24, no. 5 (1992): 512–20; C. L. Golden and G. A. Dudley, "Strength After Bouts of Eccentric or Concentric Actions," Medicine and Science in Sports and Exercise 24, no. 8 (1992) 926–33; P. M. Clarkson and I. Tremblay, "Exercise-Induced Muscle Damage, Repair and Adaptation in Humans," Journal of Applied Physiology 65, no. 1 (1998): 1–6; J. N.

Howell, G. Chleboun, and R. Conaster, "Muscle Stiffness, Strength Loss, Swelling and Soreness Following Exercise-Induced Injury to Humans," *Journal of Physiology* 464 (1993): 183–96; D. K. Mishra, J. Friden et al., "Anti-Inflammatory Medication After Muscle Injury," *Journal of Bone and Joint Surgery* 77-A, no. 10 (August 1995): 1510–19; L. L. Smith, "Acute Inflammation: The Underlying Mechanism in Delayed Onset Muscle Soreness?" *Medicine and Science in Sports and Exercise* 23, no. 5 (1991): 542–51; P. M. Tiidus and D. C. Ianuzzo, "Effects of Intensity and Duration of Muscular Exercise on Delayed Soreness and Serum Enzyme Activities," *Medicine and Science in Sports and Exercise* 15, no. 6 (1983): 461–65.

8. P. M. Clarkson and I. Tremblay, "Exercise-Induced Muscle Damage, Repair and Adaptation in Humans," *Journal of Applied Physiology* 65, no. 1 (1998): 1–6; L. L. Smith, "Acute Inflammation: The Underlying Mechanism in Delayed Onset Muscle Soreness?" *Medicine and Science in Sports and Exercise* 23, no. 5 (1991): 542–51.

9. P. M. Clarkson and K. Nosaka, "Muscle Function After Exercise-Induced Muscle Damage and Rapid Adaptation," *Medicine and Science in Sports and Exercise* 24, no. 5 (1992): 512–20; P. M. Tiidus and D. C. Ianuzzo, "Effects of Intensity and Duration of Muscular Exercise on Delayed Soreness and Serum Enzyme Activities," *Medicine and Science in Sports and Exercise* 15, no. 6 (1983): 461–65.

10. P. M. Clarkson and K. Nosaka, "Muscle Function After Exercise-Induced Muscle Damage and Rapid Adaptation," *Medicine and Science in Sports and Exercise* 24, no. 5 (1992): 512–20; D. A. Jones, J. M. Newham, et al., "Experimental Human Muscle Damage: Morphological Changes in Relation to Other Indices of Damage," *Journal of Physiology* 375 (1986) : 435–48; L. L. Smith, "Acute Inflammation: The Underlying Mechanism in Delayed Onset Muscle Soreness?" *Medicine and Science in Sports and Exercise* 23, no. 5 (1991): 542–51.

11. J. Friden et al., "Myofibrillar Damage Following Intense Eccentric Exercise in Man," *International Journal of Sports Medicine* 24, no. 3 (1983): 170–76; D. A. Jones, J. M. Newham et al., "Experimental Human Muscle Damage: Morphological Changes in Relation to Other Indices of Damage," *Journal of Physiology* 375 (1986): 435–48; D. J. Newman and D. A. Jones, "Repeated High-Force Eccentric Exercise: Effects on

Muscle Pain and Damage,"*Journal of Applied Physiology* 4, no. 63 (1987): 1381–86; L. L. Smith, "Acute Inflammation: The Underlying Mechanism in Delayed Onset Muscle Soreness?" *Medicine and Science in Sports and Exercise* 23, no. 5 (1991): 542–51; P. M. Tiidus and D. C. Ianuzzo, "Effects of Intensity and Duration of Muscular Exercise on Delayed Soreness and Serum Enzyme Activities," *Medicine and Science in Sports and Exercise* 15, no. 6 (1983): 461–65.

12. J. Friden, et al., "Myofibrillar Damage Following Intense Eccentric Exercise in Man," *International Journal of Sports Medicine* 24, no. 3 (1983): 170–76; D. A. Jones, J. M. Newham, et al., "Experimental Human Muscle Damage: Morphological Changes in Relation to Other Indices of Damage," *Journal of Physiology* 375 (1986): 435–48; P. M. Clarkson and I. Tremblay, "Exercise-Induced Muscle Damage, Repair and Adaptation in Humans,"*Journal of Applied Physiology* 65, no.1 (1998): 1–6; C. L. Golden and G. A. Dudley, "Strength After Bouts of Eccentric or Concentric Actions,"*Medicine and Science in Sports and Exercise* 24, no. 8 (1992) 926–33; J. N. Howell, G. Chleboun, and R. Conaster, "Muscle Stiffness, Strength Loss, Swelling and Soreness Following Exercise-Induced Injury to Humans,"*Journal of Physiology* 464 (1993): 183–96; D. A. Jones, J. M. Newham, et al., "Experimental Human Muscle Damage: Morphological Changes in Relation to Other Indices of Damage," *Journal of Physiology* 375 (1986): 435–48; D. K. Mishra, J. Friden, et al., "Anti-Inflammatory Medication After Muscle Injury," *Journal of Bone and Joint Surgery* 77-A, no. 10 (August 1995): 1510–19; L. L. Smith, "Acute Inflammation: The Underlying Mechanism in Delayed Onset Muscle Soreness?" *Medicine and Science in Sports and Exercise* 23, no. 5 (1991): 542–51; P. M. Tiidus and D. C. Ianuzzo, "Effects of Intensity and Duration of Muscular Exercise on Delayed Soreness and Serum Enzyme Activities," *Medicine and Science in Sports and Exercise* 15, no. 6 (1983): 461–65.

13. P. M. Clarkson and K. Nosaka, "Muscle Function After Exercise-Induced Muscle Damage and Rapid Adaptation," *Medicine and Science in Sports and Exercise* 24, no. 5 (1992): 512–20; D. A. Jones, J. M. Newham, et al., "Experimental Human Muscle Damage: Morphological Changes in Relation to Other Indices of Damage," *Journal of Physiology* 375 (1986): 435–48; D. K. Mishra, J. Friden, et al., "Anti-

Inflammatory Medication After Muscle Injury," *Journal of Bone and Joint Surgery* 77-A, no. 10 (August 1995): 1510–19; L. L. Smith, "Acute Inflammation: The Underlying Mechanism in Delayed Onset Muscle Soreness?" *Medicine and Science in Sports and Exercise* 23, no. 5 (1991): 542–51.

14. C. L. Golden and G. A. Dudley, "Strength After Bouts of Eccentric or Concentric Actions," *Medicine and Science in Sports and Exercise* 24, no. 8 (1992) 926–33; D. K. Mishra, J. Friden, et al., "Anti-Inflammatory Medication After Muscle Injury," *Journal of Bone and Joint Surgery* 77-A, no. 10 (August 1995): 1510–19; L. L. Smith, "Acute Inflammation: The Underlying Mechanism in Delayed Onset Muscle Soreness?" *Medicine and Science in Sports and Exercise* 23, no. 5 (1991): 542–51.

15. P. M. Clarkson and I. Tremblay, "Exercise-Induced Muscle Damage, Repair and Adaptation in Humans," *Journal of Applied Physiology* 65, no. 1 (1998): 1–6; C. L. Golden and G. A. Dudley, "Strength After Bouts of Eccentric or Concentric Actions," *Medicine and Science in Sports and Exercise* 24, no. 8 (1992) 926–33; J. N. Howell, G. Chleboun, and R. Conaster, "Muscle Stiffness, Strength Loss, Swelling and Soreness Following Exercise-Induced Injury to Humans," *Journal of Physiology* 464 (1993): 183–96; P. M. Tiidus and D. C. Ianuzzo, "Effects of Intensity and Duration of Muscular Exercise on Delayed Soreness and Serum Enzyme Activities," *Medicine and Science in Sports and Exercise* 15, no. 6 (1983): 461–65.

16. P. M. Clarkson and K. Nosaka, "Muscle Function After Exercise-Induced Muscle Damage and Rapid Adaptation," *Medicine and Science in Sports and Exercise* 24, no.5 (1992): 512–20; P. M. Clarkson and I. Tremblay, "Exercise- Induced Muscle Damage, Repair and Adaptation in Humans," *Journal of Applied Physiology* 65, no. 1 (1998): 1–6; J. Friden, et al. "Myofibrillar Damage Following Intense Eccentric Exercise in Man," *International Journal of Sports Medicine* 24, no. 3 (1983): 170–76; C. L. Golden and G. A. Dudley, "Strength After Bouts of Eccentric or Concentric Actions," *Medicine and Science in Sports and Exercise* 24, no. 8 (1992): 926–33; J. N. Howell, G. Chleboun, and R. Conaster, "Muscle Stiffness, Strength Loss, Swelling and Soreness Following Exercise-Induced Injury to Humans," *Journal of Physiology* 464 (1993): 183–96; D. A. Jones, J. M. Newham, et al., "Experimental Human Muscle Damage: Morphological

Changes in Relation to Other Indices of Damage," *Journal of Physiology* 375 (1986): 435–48; D. K. Mishra, J. Friden, et al., "Anti-Inflammatory Medication After Muscle Injury," *Journal of Bone and Joint Surgery* 77-A, no. 10 (August 1995): 1510–19; D. J. Newman and D. A. Jones, "Repeated High-Force Eccentric Exercise: Effects on Muscle Pain and Damage," *Journal of Applied Physiology* 4, no. 63 (1987): 1381–86; L. L. Smith, "Acute Inflammation: The Underlying Mechanism in Delayed Onset Muscle Soreness?" *Medicine and Science in Sports and Exercise* 23, no. 5 (1991): 542–51; P. M. Tiidus and D. C. Ianuzzo, "Effects of Intensity and Duration of Muscular Exercise on Delayed Soreness and Serum Enzyme Activities," *Medicine and Science in Sports and Exercise* 15, no. 6 (1983): 461–65.

17. D. R. Taafe, C. Duret, S. Wheeler, and R. Marcus, "Once-Weekly Resistance Exercise Improves Muscle Strength and Neuromuscular Performance in Older Adults," *Journal of the American Geriatric Society* 47, no. 10 (October 1999): 1208–14; J. R. McLester, P. Bishop, and M. E. Guilliams, "Comparison of 1 Day and 3 Days per Week of Equal-Volume Resistance Training in Experienced Subjects," *Journal of Strength and Conditioning Research* 14 (2000): 273–81. （在這項研究中，平均訓練資歷為 5.7 年的受試者接受了一個全身性的訓練計畫，其中包含了九種動作，並且每週進行一到三次。研究結束後，對九種肌力指標中的八種進行了後測，表明兩組之間並沒有顯示統計學上的差異。因此研究人員得出結論，每週訓練一次就可以與每週訓練三次達到相同的效果。）

18. B. J. Wilson and J. M. Willardson, "A Comparison of Once Versus Twice per Week Training on Leg Press Strength in Women," *Journal of Sports Medicine and Physical Fitness* 47, no.1 (March 2007): 13–17. 結論：「這些結果指出，每週進行一組的腿部推舉訓練一次或兩次，肌力增長在統計學上與未經過訓練的女性相似。」

19. J. E. Graves, et al., "Effect of Reduced Training Frequency on Muscular Strength," *International Journal of Sports Medicine* 9, no. 5 (1998): 316–19; C. DeRenne, "Effects of Training Frequency on Strength Maintenance in Pubescent Baseball Players," *Journal of Strength and Conditioning Research* 10, no. 1 (1996): 8–14.

20. D. R. Taaffe, R. Dennis, C. Duert, S. Wheeler, and R. Marcus, "Once-Weekly Resistance Training Improves Muscle Strength and Neuromuscular Performance in

Older Adults," *Journal of the American Geriatric Society* 47, no. 10 (October 1999): 1208–14.

第四章 五大鍛鍊

1. B. T. Boyer, "A Comparison of the Effects of Three Strength Training Programs on Women," *Journal of Applied Sports Science Research* 4, Issue 5 (1990): 88–94; M. T. Sanders, "A Comparison of Two Methods of Training on the Development of Muscular Strength and Endurance," *Journal of Orthopaedic and Sports Physical Therapy* 1 (1980): 210–13; L. J. Silvester, C. Stiggins, C. McGown, and G. R. Bryce, "The Effect of Variable Resistance and Free-Weight Training Programs on Strength and Vertical Jump," *NSCA Journal* 3, no. 6 (1982): 30–33.

2. K. Jones, P. Bishop, G. Hunter, and G. Fleisig, "The Effects of Varying Resistance Training Loads on Intermediate and High Velocity Specific Adaptations," *Journal of Strength Conditioning Research* 15 (2001): 349–56.

3. J. G. Hay, J. G. Andrews, and C. L. Vaughan, "Effects of Lifting Rate on Elbow Torques Exerted During Arm Curl Exercises," *Medicine and Science in Sports and Exercise* 15, no. 1 (1983): 63–71.

4. W. L. Wescott, et al., "Effects of Regular and Slow Speed Resistance Training on Muscle Strength," *Journal of Sports Medicine and Physical Fitness* 41, no. 2 (2001): 154–58.

5. D. H. Kuland, The Injured Athlete (Philadelphia: J. B. Lippincott, 1982); S. Hall, "Effect of Lifting Speed on Forces and Torque Exerted on the Lumbar Spine," *Medicine and Science in Sports and Exercise* 17, no. 4 (1985): 440–44; P. T. Kotani, N. Ichikawa, W. Wakabayaski, T. Yoshii, and M. Koshimuni, "Studies of Spondylolysis Found Among Weightlifters," British Journal of Sports Medicine 6 (1971): 4–8; and M. Duda, "Elite Lifters at Risk of Spondylolysis," *Physician and Sports Medine* 5, no. 9 (1977): 61–67.

6. R. Cooke, "The Inhibition of Rabbit Skeletal Muscle Contraction by Hydrogen Ions and Phosphate," *Journal of Physiology* 395 (1988): 77–97; D. G. Stephenson, G. D. Lamb, and G. M. Stephenson, "Events of the Excitation-Contraction-Relaxation Cycle in Fast- and Slow-Twitch Mammalian Muscle Fibres Relevant to Muscle

Fatigue," *Acta Physiologica Scandinavica* 162 (1998): 229–45; D. J. Chasiotis, "三 ATP Utilization and Force During Intermittent and Continuous Muscle Contractions," *Journal of Applied Physiology* 63 (1987): 167–74; M. C. Hogan, "Contraction Duration Affects Metabolic Energy Cost and Fatigue in Skeletal Muscle," American Journal of Physiology—Endocrinology and Metabolism 274 (1998): E397–E402; L. Spriet, "ATP Utilization and Provision in Fast-Twitch Skeletal Muscle During Tetanic Contractions," *American Journal of Physiology—Endocrinology and Metabolism* 257 (1989): E595–E605; and H. Barcrof, "The Blood Flow Through Muscle During Sustained Contraction," *Journal of Physiology* 97 (1939): 17–31.

7. G. E. Plopper, "Convergence of Integrin and Growth Factor Receptor Signaling Pathways Within the Focal Adhesion Complex," *Molecular Biology of the Cell* 6 (1995): 1349–65; H. Sackin, "Mechanosensitive Channels," *Annual Review of Physiology* 57 (1995): 333–53; T. A. Hornberger, "Mechanical Stimuli Regulate Rapamycin-Sensitive Signaling by a Phosphoinositide 3-Kinase-, Protein Kinase B- and Growth Factor-Independent Mechanism," *Biochemistry Journal* 380 (2004): 795–804; and J. S. Kim et al., "Impact of Resistance Loading on Myostatin Expression and Cell Cycle Regulation in Young and Older Men and Women," *American Journal of Physiology—Endocrinology and Metabolism* 288, no. 6 (June 2005): E1110–E1119.

8. K. Hakkinen and A. Pakarinen, "Acute Hormonal Responses to Two Different Fatiguing Heavy-Resistance Protocols in Male Athletes,"*Journal of Applied Physiology* 74, no. 2 (February 1993): 882–87.（本研究比較了一系列做到疲勞的單次反覆最大重量蹲舉（1RM 做 20 組）與單次反覆最大重量的 70％重量蹲舉。只有以單次反覆最大重量的 70％重量進行蹲舉到侵入／疲勞，才會使游離睪固酮和生長激素濃度升高，並且與血液中乳酸的積累有相關。本文獻也支持疲勞副產物的累積。）J. L. Rivero et al., "Contribution of Exercise Intensity and Duration to Training-Linked Myosin Transitions in Thoroughbreds," *Equine Veterinary Journal Supplements* 36 (August 2006): 311–15,「受過嚴格訓練的運動員，短期訓練所引起的 HMC IIA 上調和 MHC IIX 下調的原因，更多是取決於強度而非運動時間。」本文獻透過乳酸濃度來關聯強度，因此也可以支持疲勞的副產物累積。; J. L. Rivero, et al. "Effects of Intensity and Duration of Exercise on

Muscular Responses to Training of Thoroughbred Racehorses," *Journal of Applied Physiology* 102, no. 5 (May 2007): 1871–82. 與之前一篇是相同的研究。（注意：道格‧麥格夫（Doug McGuff）再次提醒。編輯／同儕審查應該要確保作者不是對其研究進行二次出版，並且提交的文章內容應該是其他地方未曾介紹過的新知識。《Journal of Applied Physiology》是有名的期刊，不應該犯這種錯誤。）; and M. Izguierdo, J. Ibanez, et al., "Differential Effects of Strength Training Leading to Failure Versus Not to Failure on Hormonal Responses, Strength, and Muscle Power Gains," *Journal of Applied Physiology* 100, no. 5 (May 2006): 1647–56. 這項研究顯示，完全力竭訓練（failure training）與非力竭訓練（not-to-failure training）相比，訓練後肌力增長相似，但皮質醇的分泌較高，睪固酮分泌較少。然而，非力竭訓練組並沒有對訓練量和訓練頻率進行調整以補償達到完全力竭的訓練強度。儘管如此，可以看到侵入（或正向力竭）訓練的優點：肌力增長相同，時間更少。

第五章 五大鍛鍊的益處

1. K. Koffler, A. Menkes, A. Redmond, et al., "Strength Training Accelerates Gastrointestinal Transit in Middle-Aged and Older Men," *Medicine and Science in Sports and Exercise* 24, no. 4 (1992): 415–19.

2. W. J. Evans and I. Rosenberg, Biomarkers (New York: Simon & Schuster, 1992), 44; A. Keys, H. L. Taylor, and F. Grande, "Basal Metabolism and Age of Adult Men," *Metabolism* 22 (1973): 579–87.

3. W. Campbell, M. Crim, C. Young, and W. Evans, "Increased Energy Requirements and Changes in Body Composition with Resistance Training in Older Adults," American Journal of Clinical Nutrition 60 (1994): 167–75.

4. B. Hurley, "Does Strength Training Improve Health Status?" *Strength and Conditioning Journal* 16 (1994): 7–13.

5. M. Stone, D. Blessing, R. Byrd, et al., "Physiological Effects of a Short Term Resistive Training Program on Middle-Aged Untrained Men," *National Strength and Conditioning Association Journal* 4 (1982): 16–20; B. Hurley, J. Hagberg, A. Goldberg, et al., "Resistance Training Can Reduce Coronary Risk Factors Without Altering

VO2 Max or Percent Bodyfat," *Medicine and Science in Sports and Exercise* 20 (1988): 150–54.

6. K. A. Harris and R. G. Holly, "Physiological Response to Circuit Weight Training in Borderline Hypertensive Subjects," *Medicine and Science in Sports and Exercise* 19, no. 3 (June 19, 1987): 246–52. 本研究指出，休息或運動血壓並未受到不利影響，並且受試者在研究最後出現血壓降低的結果。換句話說，肌力訓練可以降低血壓，在訓練期間不會有危險血壓增加的風險。; E. B. Colliander and P. A. Tesch, "Blood Pressure in Resistance-Trained Athletes," *Canadian Journal of Applied Sports Sciences* 13, no. 1 (March 1988): 31–34. 結論：「健美選手進行的長期高強度肌力訓練，不會構成潛在的心血管危險因素。」

7. A. Menkes, S. Mazel, A. Redmond, et al., "Strength Training Increases Regional Bone Mineral Density and Bone Remodeling in Middle-Aged and Older Men," *Journal of Applied Physiology* 74 (1993): 2478–84.

8. D. Kerr, et al., "Exercise Effects on Bone Mass in Postmenopausal Women Are Site-Specific and Load-Dependent," *Journal of Bone and Mineral Research* 11, no. 2 (February 1996): 218–25.

9. Manohar Pahjabi, et al., "Spinal Stability and Intersegmental Muscle Forces: A Biomechanical Model," *Spine* 14, no. 2 (1989), 194–200.

10. "Never Too Late to Build Up Your Muscle," *Tufts University Diet and Nutrition Letter* 12 (September 1994): 6–7.

11. L. C. Rail, et al., "The Effect of Progressive Resistance Training in Rheumatoid Arthritis: Increased Strength Without Changes in Energy Balance or Body Composition," *Arthritis Rheum* 39, no. 3 (March 1996): 415–26.

12. B. W. Nelson, E. O'Reilly, M. Miller, M. Hogan, C. E. Kelly, and J. A. Wegner, "The Clinical Effects of Intensive Specific Exercise on Chronic Low Back Pain: A Controlled Study of 895 Consecutive Patients with 1-Year Follow Up," *Orthopedics* 18, no. 10 (October 1995), 971–81.

13. S. Leggett, V. Mooney, L. N. Matheson, B. Nelson, T. Dreisinger, J. Van Zytveld, and L. Vie, "Restorative Exercise for Clinical Low Back Pain (A Prospective Two-Center Study with 1-Year Follow Up)," *Spine* 24, no. 9 (November 1999).

14. S. Risch, N. Nowell, M. Pollock, et al., "Lumbar Strengthening in Chronic Low Back Pain Patients," *Spine* 18 (1993): 232–38.

15. A. Faigenbaum, L. Zaichkowsky, W. Westcott, et al., "Effects of Twice per Week Strength Training Program on Children" (paper presented at the annual meeting of the New England Chapter of American College of Sports Medicine, Boxborough, MA, November 12, 1992).

16. W. Westcott, "Keeping Fit," *Nautilus* 4, no. 2 (1995): 5–7.

17. S. P. Messier and M. E. Dill, "Alterations in Strength and Maximum Oxygen Consumption Consequent to Nautilus Circuit Weight Training," *Research Quarterly for Exercise and Sport* 56, no. 4 (1985): 345–51. 結論：「這項研究的結果顯示，對於短期訓練而言，鸚鵡螺循環重量訓練對未經訓練的人而言，似乎是跟標準自由重量（力量）和有氧運動（耐力）訓練計畫同等有效的替代方案。」作者指出，鸚鵡螺組的最大攝氧量顯著增加，並補充：「鸚鵡螺和跑步組之間的最大攝氧量並沒有顯著差異。」; L. Goldberg and K. S. Elliot, "Cardiovascular Changes at Rest and During Mixed Static and Dynamic Exercise After Weight Training," *Journal of Applied Science Research* 2, no. 3 (1988): 42–45. 結論：「傳統的、無循環重量訓練對運動員和一般人群而言，可以被視為減少日常活動中對心肌需氧量的一種方法。這種心臟保護益處使個人可以進行等長收縮運動並結合動態工作，伴隨較低的心臟需氧量，從而提高心血管效率⋯心血管益處確實發生。」

18. K. Meyer, et al. "Hemodynamic Responses During Leg Press Exercise in Patients with Chronic Congestive Heart Failure," *American Journal of Cardiology* 83, no. 11 (June 1999): 1537–43.

19. M. A. Rogers and W. J. Evans, "Changes in Skeletal Muscle with Aging: Effects of Exercise Training," *Exercise and Sport Science Reviews* 21 (1993): 65–102.

20. W. D. Daub, G. P. Knapik, and W. R. Black, "Strength Training Early After Myocardial Infarction," *Journal of Cardiopulmonary Rehabilitation* 16, no. 2 (March 1996): 100–8. 這項研究比較了心臟復健計畫中的有氧運動和肌力訓練。四十二名受試者在有氧運動的過程中，其中三十名出現併發症（心律不整、心絞痛、局部缺血、高血壓或低血壓）。在肌力訓練過程中，只有一名受試者出現併發症，而且

是一種無害的心律不整。這顯示肌力訓練對心臟有保護作用，也最可能增進冠狀動脈的血流量。; D. W. DeGroot, et al., "Circuit Weight Training in Cardiac Patients: Determining Optimal Workloads for Safety and Energy Expenditure," *Journal of Cardiopulmonary Rehabilitation* 18, no. 2 (March–April 1998): 145–52. 有冠狀動脈疾病紀錄的受試者進行了有氧運動或循環重量訓練。在進行循環重量訓練時，心率和心率收縮壓乘積（rate pressure product）低於使用跑步機時最大攝氧量的 85％。循環重量訓練期間無心絞痛或 ST 段下降（冠狀動脈血流不穩定的跡象）。; Y. Beniamini, et al., "High-Intensity Strength Training of Patients Enrolled in an Outpatient Cardiac Rehabilitation Program," *Journal of Cardiopulmonary Rehabilitation* 19, no. 1 (January–February 1999): 8–17. 受試者被隨機分為高強度訓練組和柔軟度訓練組。高強度訓練組減少了更多的體脂肪、增加了受體組織並改善了在跑步機上的時間。在訓練期間沒有發生心肌缺血或心律不整。兩組的柔軟度進步程度相當。再一次，所有改善都實現了，而且沒有任何風險。; M. J. Haykowsky, et al., "Effects of Long Term Resistance Training on Left Ventricular Morphology," *Canadian Journal of Cardiology* 16, no. 1 (January 2000: 35–38. 結論：「與普遍的看法相反，優秀男性健力運動員進行的長期阻力訓練不會改變左心室的形態。」即使是健力，也未發現對心臟有不利的影響。

21. K. Hutchins, SuperSlow: The Ultimate Exercise Protocol (Casselberry, FL: Media Support/SuperSlow Systems, 1992).

22. W. Wescott, "Exercise Speed and Strength Development," *American Fitness Quarterly* 13, no. 3:20–21.

23. W. Wescott, et al., "Effects of Regular and Slow Speed Training on Muscle Strength," *Master Trainer* 9, no. 4:14–17.

第六章 增加身體對訓練的反應

1. A. L. Goldberg, J. D. Etlinger, D. F. Goldspink, and C. Jablecki, "Mechanism of Work-Induced Hypertrophy of Skeletal Muscle," *Medicine and Science in Sports and Exercise* 7, no. 3 (Fall 1975): 185–98.

2. R. G. McMurray and C. F. Brown, "The Effect of Sleep Loss on High Intensity

Exercise and Recovery," *Aviation, Space, and Environmental Medicine* 55, no. 11 (November 1984): 1031–35.

3. D. A. Judelson, et al., "Effect of Hydration State on Strength, Power, and Resistance Exercise Performance," *Medicine and Science in Sports and Exercise* 39, no. 10 (October 2007): 1817–24; Ibid., "Hydration and Muscular Performance: Does Fluid Balance Affect Strength, Power and High-Intensity Endurance?" *Sports Medicine* 37, no. 10 (2007): 907–21; R. W. Kenefick, et al., "Hypohydration Adversely Affects Lactate Threshold in Endurance Athletes," *Journal of Strength Conditional Research* 16, no. 1 (February 2002): 38–43.

4. C. M. Maresh, et al., "Effect of Hydration State on Testosterone and Cortisol Responses to Training-Intensity Exercise in Collegiate Runners," *International Journal of Sports Medicine* 27, no. 10 (October 2006): 765–70.

第七章 調整運動刺激

1. J. Howell, G. Chlebow, and R. Conaster. "Muscle Stiffness, Strength Loss, Swelling and Soreness Following Exercise-Induced Injury in Humans." *Journal of Physiology* 464 (May 1993): 183–96. (From the somatic dysfunction research laboratory of the college of osteopathic medicine and the department of biological sciences, at Ohio University, Athens.)

2. J. P. Ahtianinen, et al., "Acute Hormonal and Neuromuscular Responses and Recovery to Forced vs. Maximum Repetitions Multiple Resistance Exercises," *International Journal of Sports Medicine* 24, no. 6 (August 2003): 410–18.

3. C. D. Massey, J. Vincent, M. Maneval, M. Moore, and J. T. Johnson, "An Analysis of Full Range of Motion vs. Partial Range of Motion Training in the Development of Strength in Untrained Men," *Journal of Strength Conditional Research* 18, no. 3 (2004): 518–21.

4. K. Hakkinen and P. Komi, "Effect of Different Combined Concentric and Eccentric Muscle Work Regimes on Maximal Strength Development," *Journal of Human Movement Studies* 7 (1981): 33–44; L. Ahlquist, R. Hinkle, L. Webber, A. Ward, and J. Rippe, "The Effect of Four Strength Training Programs on Body Composition

in Sedentary Men" (paper presented at the National Meeting of the Canadian Association of Sports Sciences, 1991); L. Ahlquist, A. Ward, and J. Rippe, "The Effectiveness of Different Weight-Training Protocols on Muscle Strength and Muscle Cross-Sectional Area: Body Composition and Various Psychological Parameters" (internal report from the Exercise Physiology and Nutrition Laboratory, University of Massachusetts Medical Center, 1991); R. Hinkle, L. Webber, L. Ahlquist, A. Ward, D. Kelleher, and J. Rippe, "The Effect of Different Strength Protocols on Selected Strength Measures" (paper presented at the National Meeting of the Canadian Association of Sports Sciences, 1991); Ibid., "The Effect of Added Eccentric Resistance Training on Selected Strength Measures"; E. Colliander and P. Tesch, "Responses to Eccentric and Concentric Resistance Training in Females and Males," *Acta Physiologica Scandinavica* 141 (1990): 149–56; B. Johnson, et al., "A Comparison of Concentric and Eccentric Muscle Training," *Medicine and Science in Sports and Exercise* 8 (1976): 35–38; J. Mannheimer, "A Comparison of Strength Gain Between Concentric and Eccentric Contractions," *Physical Therapy* 49 (1968): 1201–7; V. Seliger, et al., "Adaptations of Trained Athletes' Energy Expenditure to Repeated Concentric and Eccentric Muscle Actions," *International Physiology* 26 (1968): 227–34; P. Tesch, A. Thornsson, and E. Colliander, "Effects of Eccentric and Concentric Resistance Training on Skeletal Muscle Substrates, Enzyme Activities and Capillary Supply," *Acta Physiologica Scandinavica* 140 (1990): 575–80.

5. D. J. Chasiotis, "ATP Utilization and Force During Intermittent and Continuous Muscle Contractions," *Journal of Applied Physiology* 63 (1987): 167–74; M. C. Hogan, "Contraction Duration Affects Metabolic Energy Cost and Fatigue in Skeletal Muscle," *American Journal of Physiology—Endocrinology and Metabolism* 274 (1998): E397–E402; L. Spriet, "ATP Utilization and Provision in Fast-Twitch Skeletal Muscle During Tetanic Contractions," *American Journal of Physiology—Endocrinology and Metabolism* 257 (1989): E595–E605; H. Barcrof, "The Blood Flow Through Muscle During Sustained Contraction," *Journal of Physiology* 97 (1939): 17–31.

第八章 遺傳因素

1. M. C. Thibault, et al., "Inheritance of Human Muscle Enzyme Adaptation to Isokinetic Strength Training," *Human Heredity* 36, no. 6 (1986): 341–47. 這項研究對五組同卵雙胞胎進行了為期十週的肌力訓練。監控他們肌力的生化標記，五對雙胞胎出現的反應差異不小，但每一組同卵雙胞胎的反應則是…一模一樣。

2. S. J. Lee, "Regulation of Muscle Mass by Myostatin," *Annual Review of Cell and Developmental Biology* 20 (November 2004): 61–86. 這是 Se Jin Lee 所做文獻回顧，他是肌肉抑制生長基因的主要發現者，而且幾乎適用於本書中討論的肌肉抑制生長的各個方面。

3. Markus Schuelke, et al., "Myostatin Mutation Associated with Gross Muscle Hypertrophy in a Child," *New England Journal of Medicine* 350 (June 24, 2004): 2682–88. 本文章宣布發現第一個無肌肉抑制生長基因的案例。該受試者是一名德國兒童

4. S. J. Lee, "Sprinting Without Myostatin: A Genetic Determinant of Athletic Prowess," *Trends Genet* 23, issue 10 (October 2007): 475–77. 本文討論了惠比特犬的自發性刪除如何產出無法被擊敗、肌肉過度發達的賽狗。; D. S. Mosher, et al., "A Mutation in the Myostatin Gene Increases Muscle Mass and Enhances Racing Performance in Heterozygote Dogs," *PLoS Genet* 3, no. 5 (May 25, 2007): e79, Epub April 30, 2007; S. Shadun, "Genetics: Run, Whippet Run," *Nature* 447 (May 17, 2007): 275.

5. A. Rebbapragada, et al., "Myostatin Signals Through a Transforming Growth Factor Beta-Like Signaling Pathway to Block Adipogenesis," *Molecular and Cell Biology* 23, no. 20 (October 23, 2003): 7230–42. 它不僅會增長肌肉，還會使你的肌肉線條分明。

6. C. E. Stewart and J. Rittweger, "Adaptive Processes in Skeletal Muscle: Molecular Regulators and Genetic Influences," *Journal of Musculoskeletal and Neuronal Interactions* 6, no. 1 (January–March 2006): 73–86. 這篇回顧文獻巧妙地涵蓋了其他遺傳因素，它們控制著對運動的反應，並可能有助於未來用於訂製個人化的方案上。

7. N. Yang, et al, "ACTN3 Genotype Is Associated with Human Elite Athletic Performance," *American Journal of Human Genetics* 73, no. 3 (September 2003): 627–41.

8. Nicholas A. Christakis and James Fowler, "The Spread of Obesity in a Large Social Network over 32 Years," *New England Journal of Medicine* 357, no. 4 (July 26, 2007): 370–79.

9. Ethan Waters, "DNA Is Not Destiny," *Discover* 27, no. 11 (November 2006); and Joanne Downer, "Backgrounder: Epigenetics and Imprinted Genes, hopkinsmedicine. org/press/2002/november/epigenetics.htm.

第九章 減少脂肪的科學

1. E. J. Fine and R. D. Feinman, "Thermodynamics of Weight Loss Diets," *Nutrition and Metabolism* 1 (2004): 15, nutritionandmetabolism.com/content/1/1/15.

2. J. S. Volek and R. D. Feinman, "Carbohydrate Restriction Improves the Features of Metabolic Syndrome: Metabolic Syndrome May Be Defined by the Response to Carbohydrate Restriction," *Nutrition and Metabolism* 2 (2005): 31, nutritionandmetabolism.com/content/2/1/31; J. S. Volek, et al., "Comparison of Energy-Restricted Very-Low Carbohydrate and Low-Fat Diets on Weight Loss and Body Composition in Overweight Men and Women," *Nutrition and Metabolism* 1 (2004): 13, nutritionandmetabolism.com/content/1/1/13; S. J. Peters and P. J. LeBlanc, "Metabolic Aspects of Low Carbohydrate Diets and Exercise," *Nutrition and Metabolism* 1 (2004): 7, nutritionandmetabolism.com/content/1/1/7; Stephen D. Phinney, "Ketogenic Diets and Physical Performance," *Nutrition and Metabolism* 1 (2004): 2, nutritionandmetabolism.com/content/1/1/2.

3. Ellington Darden, *Living Longer Stronger* (New York: Berkeley Publishing Group, 1995), 112. 將喝下的冰水加熱至體溫尿液所需的熱量，再減去被動回暖的少量附加因素。

4. D. L. Ballor, V. L. Katch, M. D. Becque, and C. R. Marks, "Resistance Weight Training During Caloric Restriction Enhances Lean Body Weight Maintenance," *American Journal of Clinical Nutrition* 47 (1988): 19–25.

5. Ethan Waters, "DNA Is Not Destiny," *Discover* 27, no. 11 (November 2006).

6. T. V. Kral and B. J. Rolls, "Energy Density and Portion Size: Their Independent and Combined Effects on Energy Intake," *Physiology and Behavior* 82, no. 1 (August 2004): 131–38.

7. "Muscle Hypertrophy with Large-Scale Weight Loss and Resistance Training," *American Journal of Clinical Nutrition* 58 (1993): 561–65.

第十章 給運動員的理想訓練計畫

1. D. Schmidtbleicher, "An Interview on Strength Training for Children,"*National Strength and Conditioning Association Bulletin* 9, no. 12 (1988): 42a–42b.

2. K. A. Ericsson, et al., "The Making of an Expert," *Harvard Business Review* 85, (July–August, 2007): 114–21, 193.

3. K. A. Ericsson, R. Krampe, and T. H. Tesch-Romer, "The Role of Deliberate Practice in the Acquisition of Expert Performance," *Psychological Review* 100, no. 3 (1993): 379–84.

4. S. B. Thacker, J. Gilchrist, D. F. Stroup, and C. Dexter Kimsey Jr., "The Impact of Stretching on Sports Injury Risk: A Systematic Review of the Literature," *Medicine and Science in Sports and Exercise* 36, no. 3 (March 2004): 371–78.

5. D. Lally, "New Study Links Stretching with Higher Injury Rates," *Running Research News* 10, no. 3 (1994): 5–6.

6. R. D. Herbert and M. Gabriel, "Effects of Stretching Before and After Exercising on Muscle Soreness and Risk of Injury: Systematic Review," *British Medical Journal* 325 (August 31, 2002): 468.

7. R. P. Pope, R. D. Herbert, J. D. Kirwan, et al., "A Randomized Trial of Preexercise Stretching for Prevention of Lower-Limb Injury," Medicine and *Science in Sports and Exercise* 32, no. 2 (February 2000): 271–77.

8. E. Witvrouw, et al., "The Role of Stretching in Tendon Injuries," British *Journal of Sports Medicine* 41 (January 29, 2007): 224–26.

9. A. G. Nelson, J. B. Winchester, and J. Kokkonen, "A Single Thirty Second Stretch Is Sufficient to Inhibit Maximal Voluntary Strength," *Medicine and Science in Sports and*

Exercise 38, Suppl. no. 5 (May 2006): S294.

10. SafeKidsUSA, usa.safekids.org/tier3_cd.cfm?folder_id=540&content_item_id=12 11.

第十一章 給老年人的理想訓練計畫

1. J. R. Meuleman, et al., "Exercise Training in the Debilitated Aged: Strength and Functional Outcomes," *Archives of Physical Medicine and Rehabilitation* 81, no. 3 (March 2000): 312–18. 五十八名日常生活至少有一項受損的老年受試者完成了為期八週的肌力訓練計畫。他們的肌力平均增加了 32.8%，最虛弱的受試者顯示出最大的進步表現。文章指出：「這組衰弱的老年患者有效地進行了阻力訓練並增強了他們的肌力，其中最虛弱受試者獲得了最大的功效。」

2. R. A. Fielding, "Effects of Exercise Training in the Elderly: Impact of Progressive-Resistance Training on Skeletal Muscle and Whole-Body Protein Metabolism," *Proceedings of the Nutrition Society* 54, no. 3 (November 1995): 665–75. 本回顧文獻指出：「本回顧文章所提供的壓倒性證據指出，即使是衰弱的老年人，因年齡增長而喪失的肌肉力量和功能也是可逆的。建議為老年人提供旨在提高肌力的運動計畫，以作為對抗老年人肌少症的有效對策。」

3. W. Frontera, C. Meredith, K. O'Reilly, H. Knuttgen, and W. J. Evans, "Strength Conditioning in Older Men: Skeletal Muscle Hypertrophy and Improved Function," *Journal of Applied Physiology* 64, no. 3 (1988): 1038–44; M. Nelson, M. Fiatarone, C. Morganti, I. Trice, R. Greenberg, and W. J. Evans, "Effects of High-Intensity Strength Training on Multiple Risk Factors for Osteoporotic Fractures," *Journal of the American Medical Association* 272, no. 24 (1994): 1909–14; M. Fiatarone, E. O'Neill, N. Ryan, K. Clements, G. Solares, M. Nelson, S. Roberts, J. Kehayias, L Lipsitz, and W. J. Evans, "Exercise Training and Nutritional Supplementation for Physical Frailty in Very Elderly People," *New England Journal of Medicine* 330, no. 25 (1994): 1769–75.

4. P. A. Ades, et al., "Weight Training Improves Walking Endurance in Healthy Elderly Persons," Annals of Internal Medicine 124, no. 6 (March 15, 1996): 568–72. 六十四至七十九歲的二十四名受試者接受了為期三個月的重量訓練計畫。受試者的行走耐力提高了 38%。最大攝氧量沒有變化足以說明進步效果。本文獻指出：「三個月的阻力訓練可改善社區中健康老年人的腿部肌力和行走耐力。這一發現與有失能風險的老年人相關，因為行走耐力和腿部肌力是身體運作的重要組成部分。」

5. W. J. Evans, "Reversing Sarcopenia: How Weight Training Can Build Strength and Vitality," *Geriatrics* 51, no. 5 (May 1996): 46–47, 51–53,「漸進式阻力運動可以使肌肉力量和大小顯著增加，即使是最老的老年人也是如此。對許多老年患者而言，阻力訓練是減少體脂肪、降低血壓、改善葡萄糖耐受度和維持長期獨立性的最安全、最便宜的方法。"」

6. W. Campbell, M. Crim, V. Young, and W. J. Evans, "Increased Energy Requirements and Changes in Body Cmposition with Resistance Training in Older Adults," *American Journal of Clinical Nutrition* 60 (1994): 167–75; R. Pratley, B. Nicklas, M. Rubin, J. Miller, A. Smith, M. Smith, B. Hurley, and A. Goldberg, "Strength Training Increases Resting Metabolic Rate and Norepinephrine Levels in Healthy 50 to 65 Year-Old Men," *Journal of Applied Physiology* 767 (1994): 133–37.

7. K. Harris and R. Holy, "Physiological Response to Circuit Weight Training in Borderline Hypertensive Subjects," *Medicine and Science in Sports and Exercise* 10 (1987): 246–52.

8. M. Stone, D. Blessing, R. Byrd, J. Tew, and D. Boatwright, "Physiological Effects of a Short Term Resistive Training Program on Middle-Aged Untrained Men," *National Strength and Conditioning Association Journal* 4 (1982): 16–20.

9. K. Koffler, A. Menkes, A. Redmond, W. Whitehead, R. Pratley, and B. Hurley, "Strength Training Accelerates Gastrointestinal Transit in Middle-Aged and Older Men," *Medicine and Science in Sports and Exercise* 24 (1992): 415–19.

10. B. Hurley, "Does Strength Training Improve Health Status?" *Strength and Conditioning Journal* 16 (1994): 7–13.

11. S. Risch, N. Nowell, M. Pollock, E. Risch, H. Langer, M. Fulton, J. Graves, and S. Leggett, "Lumbar Strengthening in Chronic Low Back Pain Patients," *Spine* 18 (1993): 232–38.

12. A. Menkes, S. Mazel, R. Redmond, K. Koffler, C. Libanati, C. Gundberg, T. Zizic, J. Hagberg, R. Pratley, and B. Hurley, "Strength Training Increases Regional Bone Mineral Density and Bone Remodeling in Middle-Aged and Older Men," *Journal of*

Applied Physiology 74 (1993): 2478–84.

13. See Chap. 5, n. 10.

14. N. Singh, K. Clements, and M. Fiatarone, "A Randomized Controlled Trial of Progressive Resistance Training in Depressed Elders," *Journal of Gerontology* 52A, no. 1 (1997): M27–M35.

15. K. Stewart, M. Mason, and M. Kelemen, "Three-Year Participation in Circuit Weight Training Improves Muscular Strength and Self-Efficacy in Cardiac Patients," *Journal of Cardiopulmonary Rehabilitation* 8 (1998): 292–96.

16. 這項研究的結論已經發表在 seniorfitness.net.

17. S. Melov, M. A. Tarnopolsky, K. Beckman, K. Felkey, and A. Hubbard, "Resistance Exercise Reverses Aging in Human Skeletal Muscle," https://www.researchgate.net/publication/6312760_Resistance_Exercise_Reverses_Aging_in_Human_Skeletal_Muscle

HealthTree
健康樹 健康樹系列 159

一週 12 分鐘，高強度健身科學

翻轉健身模式，5 大項訓練 ×12 分鐘，革命性的高效重訓計畫

Body by Science：A Research Based Program for Strength Training, Body building, and Complete Fitness in 12 Minutes a Week

作　　　者	道格·麥格夫（Doug McGuff）、約翰·利特爾（John Little）
譯　　　者	陳莉淋
總 編 輯	何玉美
主　　　編	紀欣怡
責任編輯	盧欣平
封面設計	張天薪
版型設計	葉若蒂
內文排版	許貴華

出版發行	采實文化事業股份有限公司
合作出版	美商麥格羅希爾國際股份有限公司台灣分公司
行銷企畫	陳佩宜·黃于庭·黃安汝·蔡雨庭·陳豫萱
業務發行	張世明·林坤蓉·林踏欣·王貞玉·張惠屏
國際版權	王俐雯·林冠妤
印務採購	曾玉霞
會計行政	王雅蕙·李韶婉·簡佩鈺
法律顧問	第一國際法律事務所　余淑杏律師
電子信箱	acme@acmebook.com.tw
采實官網	www.acmebook.com.tw
采實臉書	www.facebook.com/acmebook01

I S B N	978-986-341-467-4
定　　　價	450 元
初版一刷	2021 年 5 月
劃撥帳號	50148859
劃撥戶名	采實文化事業股份有限公司
	10457 台北市中山區南京東路二段 95 號 9 樓
	電話：（02）2511-9798　　傳真：（02）2571-3298

國家圖書館出版品預行編目資料

一週 12 分鐘, 高強度健身科學：翻轉健身模式,5 大項訓練 x12 分鐘, 革命性的高效重訓計畫 / 道格 . 麥格夫 (Doug McGuff), 約翰 . 利特爾 (John Little) 著；陳莉淋譯 .-- 初版 .-- 臺北市：美商麥格羅希爾國際股份有限公司臺灣分公司, 2021.05

320　面；17*23　公分

譯自：Body by science : a research based program for strength training, body building, and complete fitness in 12 minutes a week

ISBN 978-986-341-467-4(平裝)

1. 健身運動 2. 運動訓練 3. 減重

411.711

110005257

繁體中文版 © 2021 年, 美商麥格羅 · 希爾國際股份有限公司台灣分公司版權所有。本書所有內容, 未經本公司事前書面授權, 不得以任何方式（包括儲存於資料庫或任何存取系統內）作全部或局部之翻印、仿製或轉載。

Traditional Chinese translation copyright © 2021 by McGraw-Hill International Enterprises, LLC., Taiwan Branch
Original title copyright © 2009 by Doug McGuff and Northern River Productions, Inc.
All rights reserved

采實出版集團
ACME PUBLISHING GROUP

版權所有, 未經同意不得
重製、轉載、翻印